U0125826

人性化医疗
医疗服务新未来

[美]萨默·奈特（Summer Knight） 著

于广军 季梦婷 译

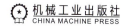

HUMANIZING
HEALTHCARE

HARDWIRE HUMANITY
INTO THE FUTURE OF HEALTH

机械工业出版社
CHINA MACHINE PRESS

在过去的几十年时间里，医疗卫生行业和生命科学领域都发生了剧变，这一切并不总是向好的方向发展。在《人性化医疗：医疗服务新未来》一书中，由助手转型为医生、后又成为企业高管和顾问的萨默·奈特利用她在临床一线多年的经验，为真正的改革绘制了强有力的路线图。她提出了切实可行的策略，尝试以令人耳目一新的人性化方式改革当前的医疗卫生系统。

Summer Knight

Humanizing Healthcare：Hardwire Humanity into the Future of Health

ISBN：978 - 1 - 264 - 26727 - 9

Copyright © 2022 by McGraw-Hill Education.

All Rights reserved. No part of this publication may be reproduced or transmitted in any form or by any means, electronic or mechanical, including without limitation photocopying, recording, taping, or any database, information or retrieval system, without the prior written permission of the publisher.

This authorized Chinese translation edition is published by China Machine Press in arrangement with McGraw-Hill Education (Singapore) Pte. Ltd. This edition is authorized for sale in the Chinese mainland (excluding Hong Kong SAR, Macao SAR and Taiwan).

Translation Copyright © 2023 by McGraw-Hill Education (Singapore) Pte. Ltd and China Machine Press.

图书在版编目（CIP）数据

人性化医疗：医疗服务新未来/（美）萨默·奈特（Summer Knight）著；于广军，季梦婷译. —北京：机械工业出版社，2022.8

书名原文：Humanizing Healthcare：Hardwire Humanity into the Future of Health

ISBN 978 - 7 - 111 - 71313 - 5

Ⅰ.①人… Ⅱ.①萨… ②于… ③季… Ⅲ.①医疗卫生服务-服务模式-研究 Ⅳ.①R197.1

中国版本图书馆 CIP 数据核字（2022）第 136957 号

机械工业出版社（北京市百万庄大街22号 邮政编码100037）

策划编辑：朱鹤楼   责任编辑：朱鹤楼
责任校对：史静怡 李 婷   责任印制：刘 媛
北京中科印刷有限公司印刷
2023 年 12 月第 1 版第 1 次印刷
145mm×210mm · 8.5 印张 · 1 插页 · 166 千字
标准书号：ISBN 978 - 7 - 111 - 71313 - 5
定价：69.00 元

电话服务   网络服务
客服电话：010 - 88361066   机 工 官 网：www.cmpbook.com
         010 - 88379833   机 工 官 博：weibo.com/cmp1952
         010 - 68326294   金 书 网：www.golden-book.com
封底无防伪标均为盗版   机工教育服务网：www.cmpedu.com

致　谢

一群了不起的人以他们各自的方式，共同创作了本书中展示的故事。他们是我出色的自然支持网络的一部分，包括同事、企业家、医疗保健专家及在整个过程中支持我的家人和朋友们。他们分享见解，提出不同意见，进行辩论，并且开启了重塑医疗保健领域的人文关怀之旅。他们是：

Jay Compton、Corinna Bowser、Blaise DeLuca、Ana Paparigian、Brooke Novkovic、Emily Burnett、Nicholas Massiello、Rory Landis、Leah Mendes、Carla Braveman、Peng Zhir How、Mouleena Khan、Danielle Laudati、Kumar Kanisan、Tim Sholl、Anne Phelps、Daniel Esquibel、Allan Katz、Nancy Van Vessem、Katryana Summer Knight、John Landry、Richard Hevner、Harriet Okatch、David Sorin、Ebben Smith（MD）、Tony Lombardo、Cari Kraft、Jody Havlick（PhD，MBA）、Mike LiPuma、Nishan Paparigian、Joan Paparigian、Greg Reh、Ralph Judah、Kulleni Gebreyes（MD）、Neal Batra、Steve Blumberg（MD）、Elana Schrader（MD）、Randy Gordan（MD）、Dave Biel、Asif Dhar、Irene Hrusovsky、Monica Berner（MD）、Rhodri Dierst‑Davies、Sarah Godby、Neil Lesser、Janet Tomcavage（RN）、

Patri "El Fuego" Berdugo、Leah Lande（MD）、Maureen Borzacchiello、Duane Braaten、Ken Bradley、Heather Cox、Jan Bruce、Shannon McCombie、Rami Karjian、Jewel Blunt、Chris Pratt、Stephen Klasko（MD, MBA）、Terry Galloway、Todd Rothenhaus（MD）、General Eric Shinseki、Rose Jin、Chelsea French、Ben Graybar、Liam Knight、Rich Snyder（MD）、Abby Green（MD）、Goran Novkovic、Nancy Ham、Joy King、Josue Mesa Perez、Katie McPeak（MD）、Elaine "EJ" Johnson、Stephanie McKnight（MD）、Chuck Rosenburg、Laurie Dozier III（MD）、Sarah Perez Kasparian、Temple Robinson（MD）、Hunter Nelson（MD）、Ida Konter（RN）、Robin Johnston、Amy Millman、Pat Geraghty、Julie Jacobsen（MD）、Josh Lee、Franciska Ringpfiel（MD）、John Agwunobi（MD）、John Ekarius、John Hogan、Mark Bethke、Sheryl Jacobson、Dean Watson（MD）、Amy Gammelgard、Shannon Padayachy、Jeff Schwartz、Sarah Thomas、Joe Kvedar（MD）、Anthony Versarge、Mark Cotteleer、Karyn Drabick Hudrick、Joe Gassman、Elaine Hart、Cindy Jacobs、Rafael Rakowski、John and Martha Dozier、Joshua Henderson、John Martinson、Julie Jacobson（MD）、Roy Rosin、Terry Sherraden（MD）、Andres Tapia、Kristen Valdes、Shawn Trotter – Mitchell、Joel Vardy、Dennis Weaver（MD, MBA）、Jonathan Kipp、Estrellita Redmon（MD）、Jochy Mesa Perez、Andrew Allen（Lt. Colonel）、Sue Jacobson、Alma Littles（MD）、Nancy Samuelian、Dean Miller、Mark Francisco、Charlie Smith（MD）、

致 谢

Kathleen Crampton、Doug Lehrman、Ray Hanley、Lincoln Quinton、Harry Greenspun（MD）、Patra Behary（MD）、Louis Garcia、Darnell Smith、Denise Michelle Gonzalez、Mark Kirschhoffer、Mary Pat Moore、Camille Harrison、Charles Saunders、Rachel Winokur、Donna Harris、David Cordani、Eric Topol（MD）、Mark Bertolini、Eleanor McNealy、Geoffrey Tuff、Steven Goldbach、Anh Nguyen Phillips、Marvin Richardson、BlasinePenkowski、Katie Bar（MD）、Taylor Bernal.

译者序

　　本以为新冠疫情能够在 2020 年结束，可是这一次病毒比我们想象的要复杂。2021 年全球仍处于新冠疫情防控的紧张态势。在这一年里，我履行着上海市儿童医院院长的职责，一方面组织医院开展防控工作，另一方面积极推动业务的恢复与发展。在这一年里，我遇到了人生中的重要悲痛事件，我一向引以为豪的老父亲罹患重病在老家治疗，经过一个多月的诊治后不幸辞世。在此期间，我回老家探望，之后每天通过微信组织专家会诊。家里兄弟姊妹比较多，在父亲的生活及医疗照顾方面起到了重要作用，医院也给了很多照顾。我以病人家属的身份深切感受到病人及家属之难，以及医院和自然支持网络的重要性。当出版社的杨冰老师建议我来组织翻译这本书时，我看了样章之后就决定承担这个任务：一是因为感同身受，同样是医疗中人，同样是遇到家人重病并感受到自然支持网络的重要性，同样是热衷于利用互联网改善医疗服务；二是我的团队有几位优秀的年轻人，相信他们有足够的能力来以较快时间高质量地完成这项工作。

　　本书英文版是由萨默·奈特医生（Dr. Summer Knight）所写。陪伴孩子就医直到感受到失去孩子的切肤之痛让她重新思考医疗

VI

卫生服务的现状与人性化医疗的未来，并且决心秉笔直书。萨默·奈特医生在医疗卫生领域有着丰富的工作经历：她最早是一名初级保健医生，后来参与筹建了一个包括四家医院的医疗联合体，并成为该联合体的办公室主任和急诊科主任；因为这段经历，而后她被任命为美国佛罗里达州卫生健康管理局的首席医疗官，负责公共卫生改善和政府健康项目。之后，她又萌生了创业的念头，于是创办了一家数字健康公司，为有着复杂健康状况的人群和残障人士提供居家照护服务。出售该公司业务后，她被一家全球医疗卫生服务公司聘为医疗主管，随后作为战略主管负责创建了一个数字照护激活平台（DCAP）。在 2019 年，她再次转型入职德勤（Deloitte）咨询公司，作为一名管理层负责医疗相关的行业分析。丰富的职业经历使萨默·奈特医生对"人性化医疗"有了宽广的视野和深邃的洞见。

原书共 7 章，首先探讨了当前医疗卫生服务行业变革的驱动力和发展趋势；其次阐述了人性化医疗的原则和"以人为本"的实质；最后就在人性化医疗中如何激活消费者的积极性，让他们主动参与、为自己的健康负责进行了论述。此外，本书还描述了人性化医疗的未来愿景，以及实现这一愿景所需的支撑，包括健康团队、数字技术、健康中心等。

翻译并引进本书的意义在于"人性化医疗"对当今医疗卫生服务体系改革具有重要的指导作用。医疗卫生服务改革与政府制度的创新、数字化转型和以患者为中心的医疗服务模式的革新紧密相关。新冠疫情成为这场变革的催化剂，这场全球性的危机加速了远程医疗和数字健康的落地。这种改变在一定程度上是由患者主观上的焦虑和恐慌造成的；患者担心在就医过程中被感染而不得不减少对医疗卫生服务的利用。同时，从客观条件上看，新冠疫情期间的隔离政策也不可避免地阻碍了部分患者的就医行为。因此，社会对医疗卫生服务可及性与连续性的迫切需求，催生了医疗机构对服务供给方式的转变，同时加快了政府政策、数字技术和以患者为中心的医疗服务模式的融合，共同推动医疗卫生服务的变革。

我们以往提及人性化医疗，往往只是关注临床团队的仁爱之心、共情能力，而忽视了"以人为本"应该如何将患者置于整个医疗服务过程的中心。人性化医疗"以人为本"的实质，在服务形式上鼓励临床团队激活患者的自然支持网络（包括家人、朋友和志愿者），并利用数字技术在患者、自然支持网络和临床团队之间建立长期的合作关系，即作者所谓的"治疗联盟"。在服务内容上，人性化医疗需要一套个性化的、综合全面的健康计划（不只针对生理健康，还关注患者对情感心理、人际关系、社会经济和自我实现的需求）。健康计划往往整合了多项服务，包括对症治疗、综合治疗、精准医疗、预防保健等。

2021年我国提出了公立医院高质量发展的要求，具体提出了五个方面的创新，尤其是在"建设公立医院高质量发展新文化"中强调，要强化患者需求导向。我们以往关注患者需求，更多的是关注其诊治的需求，在精神心理层面、在患者的自然支持网络方面关注较少。从父亲患病诊治的过程中，我也深深体会到自然支持网络和治疗联盟的重要性。现在生活节奏比较快，医疗服务的节奏也比较快，人口老龄化，一旦家人生重病，上有老下有小的中年独生子女处于忙碌与无助的状态。我国迫切需要有一个链接与平台来有效地安排资源：链接患者、自然支持网络和临床团队，搭建平台促进有效沟通、做出恰当的综合计划安排。微信在一定程度上起到了一些链接与沟通的作用，但从服务功能与效果方面还远远不够。期待从医院管理者层面予以顶层设计与推动，从系统层面有更加灵活高效的互联网专业化服务平台的推出，从运行层面主诊医生与责任护士要成为核心枢纽，并与医院社工和志愿者紧密结合。本人愿意做身体力行者在医院中推进该服务，也期待更多的医疗机构予以实行，让更多的患者获益，诚如是，就是本书翻译的最大成功。最后，再次感谢我的团队成员季梦婷、胥婷、何恬睿、马诗诗和冯雨萱的辛勤付出，感谢出版社杨冰老师给予的帮助。

在翻译该书的过程中，我们试图做到内容准确、语句通顺、文辞得当，"省读者心力"。译文一定存在诸多不足之处，在此敬请各位同行专家学者和广大读者批评指正。

于广军

推荐序

奇人，奇书！

披览《人性化医疗：医疗服务新未来》，身为医学人文学者，我不仅深感知识储备不足，更感到眼前一亮。我完全被本书惊到了！这真是一本奇书，作者萨默·奈特更是一位奇人。

先说奇人，Summer Knight（萨默·奈特）可直译为"夏天的骑士"，她职务很多，头衔有二，一为医学博士，二为工商管理硕士。细辨书中的信息可知，萨默·奈特早年为全科大夫，曾做过佛罗里达州的首席医疗官，现为全球著名咨询公司德勤的健康与照护项目负责人。此外，她更为牵动人心的身份是癌症患者的家人，其爱子尼古拉斯14岁时夭折于一种罕见的儿童肿瘤。人生健康困境有三：一是儿童肿瘤，二是中年遭逢意外（车祸、枪击），三是老年失智（阿尔茨海默症）。遭逢任何一项，都会让我们刻骨铭心。正因这样的体验，奈特有了创作本书的动力，并坚持其初心（救助、呵护更多的"尼古拉斯"），数年不懈，终修成正果，完成本书。另一个创作的动力则与其早年的恩师南希之死有关，她并非殒命于健康事件，而是死于非命。2018年11月

2日，南希在一家瑜伽工作室里冥想时被闯入者枪击身亡。这一事件的发生让奈特感叹生死无常、社会无序，健康需要多维的社会变革。

再说本书的奇特之处，与我们通常理解的"人性化"不同，奈特要表述的人性化有更广博的视野，它不仅只是与技术服务相对应的人文服务，还涉及财富与医疗控费、照护的社会支持、医疗信息技术、数字健康、人工智能、健康联盟、医疗照护模式变革等诸多追随时代脚步的全新命题。也就是说，在奈特心中，人性化医疗的图景是以患者为中心的多目标精进体系，就像其面对的咨询业务，要寻求最佳解决方案。

书中的表述犹如严谨缜密的咨询报告，系统地回答了人性化医疗是什么，以及人们应该怎么办。首先，人性化医疗旨在激活消费者来推动大部分基础医疗卫生服务的开展，因为他们通过人工智能和高级分析技术，在信息技术的支持下，获得了充分的健康辅助计划。而对于慢性病防控，人性化医疗优先从全面健康、健康公平和疾病预防等整体思维出发，求得最佳照护水准。其次，人性化医疗要致力于激活治疗联盟（临床团队、技术团队和家庭团队），还要将所有的利益相关方召集到同一数字照护激活平台上来，形成统一的健康体验与管理。作为照护服务的核心，数字照护激活平台依靠智能系统实现数据和知识的共享，以及适时的信息提示，从而建立流畅的沟通。数字照护激活平台大量使用人工智能机器人，根据个人遗传学、家族史、个人状态和其他健康驱动因素等个性化特征，简化就诊流程，如基于偏好的自动日程安排。像其他面向消费者的行业一样，治疗联盟将医疗与照护的消费者服务和个人财务负担、费用挂钩。因此，治疗联盟要重组照护团队，尽量消除繁重的行政负担，使得临床医生在执业时有最大限度的自由，同时可以和消费者建立更好的医患关系，并从更优质的人性化医疗中获益。家庭、朋友与志愿者共同组成的"照护服务供给大军"可以降低成本，因为当前这一群体每年都在提供物超所值的免费服务；治疗联盟要努力将多个独立分散的照护计划整合成一个客户和医疗卫生服务提供方都能理解的"全生命周期计划"。治疗联盟更要借助来自数据驱动智慧软件平台、高情商向导和其他专业人士的帮助，来促进自主自觉。

本书的精华部分为第 2 章。在这一章里，奈特展现了其缜密的商业谋略，从价值和责任、医疗消费化、照护提供方式、系统智能化、整体性和包容性、科学发现、行业模式和原型的转变七个方面剖析、比较了医疗照护传统格局与未来格局的内在代差，为思考者、探索者、创新者描绘了全新的健康管理蓝图。本章内容既不虚幻，又不拘泥，我们仿佛接受了一次奈特的免费咨询服务。具体要点见表 0 - 1。

表 0 - 1　第 2 章具体要点

医疗变革趋势	传统的格局	人性化医疗的未来
价值和责任	按服务项目付费；忽略价值；事务型的商业模式；错位的支付方/提供方	以人群健康状况改善为目标，基于体验性价值和成本控制的价格补偿机制，同时与消费者、照护团队和他们参与的生态系统缀连起来。在这些生态系统中，医疗卫生服务消费者被激活，主动拥有自我驱动的健康照护
医疗消费化	患者是被动的，洞察力有限；支离破碎的照护互动；医疗卫生服务行业以纸质病历为主，电子病历可用性有限	即使受到慢性疾病的影响，也要持续参与、了解并关注健康与福祉的优化；患者和照护系统之间拥有可操作的、智能的数据共享，照护团队能够进行个性化响应，并且执行可实时转换到与生命计划相结合的照护计划
照护提供方式	支离破碎的、分场景的照护计划；以疾病和药物为导向；专注于住院病人；以医生为核心	流动的、协调的；关注健康、福祉、预防；非固定的、无论个人在途或在家；以患者为中心的照护团队团结协作，以文化和系统智能为基础，将个人转化为客户；从关注个人健康转向以人群健康为重点，同时纳入个人偏好；临床医生从关注疾病转向优化健康；照护从机构内转移到社区；利用技术将照护服务从医疗机构内持续连接到移动设备或家庭；与医疗保健相关的应用软件的数量激增
系统智能化	复杂的、孤立的信息系统，需要大量的人力、物力来操作；同一时间只能进行单一操作	集成和互操作；围绕价值和风险的生态系统；丰富的、可操作的、连续的、已激活的数据；以人群为基础，结合个人偏好，开展精准医疗；患者的体验流畅，访问简便，并且可以通过多个入口和方式进入；通过信息和人工智能的推动，顾客被赋予自主权，他们拥有自己的数据，因此临床团队也能够得到所有需要的信息，并通过人工智能、机器学习等支持技术显示出来

（续）

医疗变革趋势	传统的格局	人性化医疗的未来
整体性和包容性	医疗与照护的质量和可及性取决于地理位置和社会经济学因素；专注于疾病照护，对疾病预防的关注度低	容易获得负担得起的高质量医疗；根据联邦和全球规范，在地方、区域基础上关注健康驱动因素
科学发现	知识转化和科学发现的进展缓慢且贫乏	得益于全球合作和机器学习技术，科学发现以指数型的速度发展
行业模式和原型的转变	大量的以医院为基础的供应商和研究组织都采取一刀切的方式	将跨多个部门的模式发展集成到以消费者为中心的产品中

　　或许，奈特也预感到书中的内容与套餐跟既往所言的"人性化医疗"存在巨大的落差（本质上是认知代差），于是专门写了第7章来重新解读其"核心概念"，譬如"健康性"（Healthfulness）是个体为优化健康状况所进行的综合生活行为方式，无论个体是否遭受慢性病和（或）复杂疾病的影响。健康包括：生理、心理、社会、经济。健康体现了个体多维度生活的流动、变化，而非仅仅是平衡。

　　作为一名资深的医生与商业顾问，奈特刷新了健康的定义。该定义可能为医疗卫生服务机构带来灵感，使其领导层得以重新考虑机构在人性化医疗中产生的人文影响，展示与他们的愿景和使命相一致的价值观和行为。这对商业成功非常关键，可提升员工敬业度和客户忠诚度，从而带来可持续的盈利能力。为满足服务需求，该定义可进一步细化。

奈特建议将医疗卫生服务消费者的概念扩展到单个个体之外，因为对许多人来说，个人健康情况是能够对整个家庭产生重要影响的一种共享状态。当家庭成员健康状态受损时，其他人，如朋友、邻居和志愿者都可以伸出援手，提供重要的支持。此外，医疗卫生等相关机构及产业链上下游和利益相关方对整个照护计划都会有影响。对于企业而言，自然支持网络的价值不可小觑，这不仅是吸引潜在客户的重要渠道，也是面向精准受众人群建立品牌口碑的重要方法。

总之，奇人奇书，名不虚传。萨默·奈特期待着读者的奇思异想与其对撞，更期待有心的读者能从书中的新奇观点中激发出自己的创新思维，共同开启属于我们的医疗照护新时代。

王一方

北京大学医学人文学院 教授

序　言

　　近代西方医学经历了16和17世纪的奠基，18和19世纪的发展，20世纪与现代科学技术的紧密结合，形成现代医学体系。现代医学发展历史不长，引入中国的时间更短。不可否认，建立在科学技术基础上的现代医学给人类带来了福祉，消灭了天花，鼠疫、霍乱等烈性传染病得到了较好的控制，抗生素的发明和先进治疗手段的广泛应用挽救了无数人的生命，人类的期望寿命得到的大幅提高。同时，我们必须看到，现代医学以物理学、化学、生物学等学科为基础，强调技术和仪器在疾病诊断和治疗中的应用，但忽略了人作为一个特殊生命体所具有的心理、社会、环境等因素的影响，没有充分认识到人体的复杂性。在医疗卫生服务体系中，商业行为和利益驱动使医疗费用不断上涨，增加了成本。医疗提供者和患者信息不均等，医生看病就像修理机器，患者始终处于弱势地位，就医的体验感和满意度差，医患纠纷时有发生。

　　如何重回医学的初衷，为患者提供人性化的医疗服务，给予患者更多的人文关怀，这是一个亟待回答的问题。美国萨默. 奈特博士撰写的《人性化医疗：医疗服务新未来》一书，给我们提供了有价值的思考。

　　该书的作者奈特博士具有丰富的医疗行业从业经历，她既是一名临床医师，也是州医疗服务系统的管理者，并创办了数字健康公司。作者在书中讲述了她儿子患罕见淋巴瘤的真实故事，让读者体验了作为一个母亲陪伴儿子就医的全过程，从患者和患者家属的角度感受医疗服务中缺乏人文关怀、患者诉求得不到尊重和满足、医患沟通不畅的现象，对医疗服务体系进行了深刻反思。

　　奈特是在新冠疫情爆发的情况下完成本书写作的，她认为政府的政策管理、民众的医疗消费需求和医疗技术的应用是医疗卫生体系发展的动力，同时像突发事件如新冠疫情是推动卫生改革的催化剂。在这些因素驱动下，人性化医疗将使医疗卫生行业产生七大变化趋势，包括医疗服务价值和责任的改变，不断激活的医疗消费者，整合、协调、个性化、以患者为中心的照护方式，丰富、可操作、连续的系统智能化服务，人人可及的整体性和包容性医疗，新的科学技术的不断应用和信息技术促使医疗卫生与其他领域集成、整合。

　　如何理解和开展人性化医疗？奈特从医疗服务提供方、消费者和医疗费用支付方等多个视角提出了独特的见解，她认为在临床照护的每一点上都应该体现人道主义，要重视医患关系的改善、患者对健康的体验、患者的自我选择；医者要有同情心和同理心；要建立分工合作、协调一致的家庭团队和医疗团队"治疗联盟"；要认识到健康是一个整体的全生命周期，从生理、心理、社会、环境等多方面考虑。

本书强调人性化医疗必须做到以人为本，患者的知情权和对自己健康的主导权是以人为本的核心，患者应该是医疗服务积极参与、活跃的消费者。因此，要建立动态、可及的数字化医患交流信息化平台。要给消费者"赋权"，使他们能够选择个性化的医疗服务。

当前，我国的医疗卫生改革进入了"深水区"，医改更多的是从制度建设、机构管理、质量保障等方面考虑，对患者作为消费者的人性化服务和满意度则考虑不足。本书的写作以美国医疗卫生服务为背景，但其中不少新的理念、观点和方法，对改革中的中国医疗卫生服务体系具有借鉴意义。

前　言

为人们构建医疗卫生服务与生命科学的路线图

2017 年，我开始创作这本书，当时我和我的儿子尼古拉斯在一间小病房里，那种感觉如同被判刑后坐在牢房中一般。我最初开始写作是为了缓解当时的恐惧、疲倦和沮丧，通过文字把情绪表达出来，只有这样才能使我在面对令人震惊的现实时保持镇定。

其中大部分文章是在我设立的平台上发表的，用来记录这支不断壮大的由家人、朋友和邻居组成的"军队"，是他们帮助我度过了那段地狱般的时期。经过近一年的治疗，我的儿子尼古拉斯在他 14 岁生日后的几天死于一种罕见的癌症。我沉浸在深深的悲伤之中，在此之前我曾失去过至亲——年少时失去了母亲，又在 30 多岁时失去了丈夫，因此我对这种悲伤有深切的感受，而且我非常了解若是试图无视这些感受，只会在更远的未来造成更多的麻烦。几个月后，在与挫败感和绝望感的斗争中，我重新开始写这本书，并将关注点放在医疗卫生服务和生命科学方面，探讨我们要怎样才能让患者和家人能更轻松、便利，也更加负担得起。

　　回顾了 20 世纪 90 年代末和 21 世纪初那段令人满意的工作经历之后，我对这本书的创作充满雄心壮志。想起那时我与患者、工作人员等在一起的情感和经历，我们共同探讨患者的病情并寻找疾病背后的原因，一起为患者的健康而不懈努力。我们根据患者改变生活方式的意愿、家人的参与和支持度、经济状况、文化习俗及其他因素，对患者的治疗方式进行调整。那时虽然没有现在的工作系统，但我们却是一个高度专注、积极并拥有多学科背景的团队，能够随时从当地社区调动各种资源。

　　我们的团队深入研究、发掘细节。曾经有一位糖尿病患者约翰，他是一名长途货车司机。当得知自己患有糖尿病时，他便开始采取行动。他不太想接受药物治疗，因此我们安排他去咨询营养师，有了专家的建议，他承诺之后会每天记录四次血糖值，并写在我们给他的小册子上，同时在外跑长途的过程中他也会打电话将这些数据告知护士安妮。他说，每次在停靠站吃饭时，他都会认真地向服务员描述他需要的食物，然后打包好饭菜。以我对约翰的了解，我想他会在柜台上和其他伙计宣扬他新的饮食偏好。

　　约翰取得了不错的进展，但血糖值却有一些出乎意料的波动。当约翰在外跑长途时，他的血糖值能稳定在正常范围内。而待在家里时，他的血糖值就会突增。然后等到他外出工作时，他的血糖值又再次稳定下来。我为此感到迷惑不解，便直接询问约翰在家中做了些什么。他谈到了他的妻子，据他描述，他的妻子很瘦，但我一直没能从谈话中找到答案。

在我一筹莫展之际，约翰的一次来访给出了答案。他给我们团队带来了一件礼物——一块蛋糕，这不是普通的蛋糕，而是我见过的最精致的蛋糕，那简直是一件用糖霜、果酱和鲜花装饰的艺术品，而且味道非常好！我甚至不知道是该欣赏它还是品尝它。

我询问约翰从哪里找到这么棒的蛋糕，让人惊讶的是，这蛋糕竟然是他亲手制作的。约翰说，他每次回家都会制作一个新品种的漂亮蛋糕。烘焙对他来说是一种放松，让他在回家后感到平静。讽刺的是，他的妻子虽然喜欢且很欣赏约翰所做的蛋糕，但她却不是一个甜食爱好者，所以在出门跑下一趟长途之前，约翰只能自己吃掉蛋糕。

约翰说他在开车时经常会开心地思考下一次烘焙中可以用到哪些新创意。他认为自己的蛋糕都是艺术品，但他怀疑如果真的将烘焙作为工作，是否还能享受到烘焙带来的快乐，所以他保持着这种运输工作和烘焙休闲交替的生活方式，用来减轻他的压力。

但约翰的烘焙天赋也成了他控制血糖的阻碍。他的兴趣爱好——烘焙甜品蛋糕，这种让他获得平静的行为，却成为他在糖尿病自我管理过程中的一大挑战。最终帮助约翰解决问题的并不是我，而是我的团队，包括临床医生和其他工作人员。他们和约翰一起在厨房一边享用蛋糕，一边进行头脑风暴。他们建议约翰继续做蛋糕，但是他得把那些做好的蛋糕捐给当地的一家孤儿院，送给那些可能没法享用到如此色味俱全的蛋糕的孩子们。

上面说到的这些及其他患者的经历更加坚定了我的信念，即医疗卫生服务需要关注患者的整体，甚至包括他的癖好。过去，人们认为将健康保健纳入医学是一种疯狂的行为。可现在，当医疗保健的费用变得不再可持续时，关注人们的个体行为才逐步得到认可。

在过去的几年时间里，我一直在研究如何将个体的行为、偏好、生活环境等因素的影响与医疗卫生服务整合到一起，最终我发现只有基于新技术、互操作数据、海量数据库，通过机器学习、高级分析和人工智能才能实现这种可能。那么，未来的医疗卫生服务系统将会是什么样的呢？在我职业生涯的大部分时间里：从担任全科医生到运营新创办的医疗公司，从担任佛罗里达州的首席医疗官到成为一家大型咨询公司的领导，所有这些经历都在为回答这个问题做准备。同时，我也与许多研究人员、专家、监管机构人员、行政人员及众多一线医务工作者就此话题进行了深入交流（许多人已在致谢中列出）。

本书展望了医疗卫生服务的未来，那就是真正做到尊重所有人。20世纪，医学虽然取得了巨大的进步，但人们却忽略了一个基本的真理，那就是最有效的治疗往往来自于那些最富有同情心的医护人员。家庭医生和他们的患者之间曾经一度有过这样的关系，但由于供需不平衡和经济上的压力，那个时代已经成为过去。

为了让尊重、关心和共情等理念重新回到医疗卫生服务系统中，我们需要回首过去——将家人、朋友和志愿者纳入医疗团队，让他们参与到患者的照护工作中来。同时，我们也要展望未来——在费用合理的基础上，充分利用数字技术，将专家的见解和建议融入治疗。一方面，我们需要通过技能娴熟的医生来进行专业治疗和照护；另一方面，由于医疗费用等原因，慢性病、残疾等需要长期维持的治疗和照护服务，无法全部由专业的医生完成，为此，我们需要重塑医疗团队：有意识地引导家人、朋友和志愿者，使他们成为照护大军中的"自由军团"，这样才能保障未来的医疗卫生服务更加具有人性化和可持续性⊖。

这种新模式还将减少医疗卫生服务的费用，通过这些措施节约下来的资源可以为美国国民提供更好的医疗卫生服务。

该模式的推进取决于资金的统筹调整，将健康与社会服务相结合，以实现健康公平和服务保障等。研究者发现，大部分医疗费用的支出并非仅仅来自单一的疾病，还来自个体的整体健康，包括心理、生理、社会、经济等方面。为了长期获得一个真正以消费者为中心的服务体系，我们需要对每个人进行更好的有关健康和良好生活方式的教育。

⊖　超过 6500 万人（占美国人口的 29%）在任意一年中为患有慢性病、残疾或年老的家庭成员或朋友提供照护，并且平均每周花费 20 个小时进行这项工作，每年的花费高达 3750 亿美元。

医疗卫生服务与每个人的生活和健康息息相关，因此调控起来的复杂程度也是空前的，会涉及很多方面、牵涉众多利益相关者，这些利益相关者在压力事件中的反应和互动也是十分复杂的。在过去的 50 年里，这个行业已经取得了长足发展，商业模式有了很大进步。为此，我们迫切地希望看到这些改变。

以下是你能够在本书中看到的内容：

第 1 章讲述了我儿子尼古拉斯的治疗过程。从他最初入院到为期数月的侵入性检查和手术，我们所有人都经历了一场痛苦的煎熬。在书中，尼古拉斯似乎得到了很好的照护，但实际的经历是可怕的，只有当家人和朋友陪伴在我们身边时，我们才能感到一丝慰藉。

第 2 章描述了美国医疗卫生服务的现况。在简要探讨了负担能力危机之后，本章评述了该行业"3 + 1 关键驱动力"的改变。接着探究了由这些驱动因素所推动的七种变革趋势。尽管医疗行业正朝着比以前更好的方向发展，但这些进步还不足以使医疗卫生服务具有可持续性和人性化。

第 3 章阐述了人性化医疗的原则和愿景。从根本上来说，人性化医疗是指以医疗卫生服务的消费者（我也称之为客户）为中心，由临床团队（医生和其他专业人员）和"家庭团队"（患者及其家人、朋友和其他志愿者组成的自然支持网络）组成的治疗联盟。

第 4 章提出了人性化医疗服务范式的主要挑战：如何调动

消费者的积极性，让他们为自己的照护负责，并向支付方和服务提供方施加压力，以提供真正以消费者为中心的医疗卫生服务。我们需要对消费者进行定位，推动他们的治疗选择和支付意愿。一些支付者和服务提供者已经在努力实现这一目标，因为他们已经意识到，以消费者为中心的医疗卫生服务实际上符合他们的利益。我们也需要消费者能够站出来，我预计他们也会这样做，因为这个行业给了他们同等程度的透明度、信息和控制权，这些他们已经在购物、娱乐和其他以消费者为中心的行业中有过体会。

在第5章中，我们描述了一个完整的人性化医疗的愿景。这一愿景的最终实现可能需要10年的时间，因为很多东西有待改变，但我们需要这样一个目标并为之努力。而这只是我们可以为未来创造的众多目标之一。除了代表人文关怀的"疗愈之触"，数字技术——机器人、远程会诊和复杂的软件平台——也将成为这种新范式的基础。我们将主要依靠数字平台和实体健康中心来取代传统的诊所和医院。在那里，人和机器将共同为消费者提供支持。上述是积极的部分。

第6章则针对人性化医疗给出了清醒的认识。无论我们做什么，医疗卫生服务都在发生变化——它不会继续走当前的道路。我们将利用更多数字技术，而医生将更少地参与初级卫生保健和其他服务。我们既可以选择让目前的趋势继续发展下去，放任医疗卫生服务变得越来越不人性化，我们又可以努力建立一个真正以消费者为中心的行业——让消费者处于主导地位，为每个人带来更好的结果。

为了帮助你阅读，第7章详细阐述了本书中的一些关键术语。如果你想知道我是如何使用或为什么使用某个术语，你可以从第7章中找出答案。第7章也是对我所提出的模式的重述。

我在新冠疫情期间写完了本书，在它即将出版时我们才刚开始为一线医护人员和老年人等弱势群体接种疫苗。虽然没有人会对新冠病毒感到高兴，但它让公众关注到了我们当前医疗卫生服务体系所面临的挑战和存在的不足。这个行业是一个纸牌屋，人们把太多的钱花在疾病治疗上，而不是把重点放在慢性病管理上。我甚至一度怀疑，这场危机是否会加快数字医疗的进程，以至于本书可能变得无关紧要。但显然，尽管新冠疫情帮助我们接受了远程医疗服务的方式，但在创建一个真正由消费者驱动的卫生服务体系方面，我们还有很长的路要走。

在过去的一年里，我一直是德勤咨询公司医疗卫生服务转型实践的领导者。我的客户和同事帮助我完成了本书的写作，他们问了我一些棘手的问题，拓宽了我对一些事情的看法，从而使人性化医疗模式的概念更加清晰。

最后，本书仅代表我对未来医疗卫生服务的看法，不一定代表德勤咨询公司或其他领导人的看法。

我希望你能阅读本书，并加入我们一起实现人性化医疗。本书的所有收入都将捐给非营利组织"1HumanKind"，这是我的家人和朋友为纪念我的儿子顽强的生命力而设立的一个基金会；这个基金会旨在促进人人平等的人文关怀，以及推动大众对那些致力于解决健康公平问题的人们的关注与理解。

　　注：你会在整本书中读到"我们"而不是"我"，主要有两个原因。首先，我重视团队合作，除了在致谢中引用或列出的那些人之外，我还曾与很多专家就这个话题进行了交流。其次，消费者希望医疗卫生行业有所改变，这需要所有医疗卫生和生命科学领域的人共同推动全行业的变革，推进医疗卫生服务向人性化医疗转型。

目　录

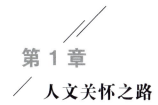

第 1 章

人文关怀之路

1.1 地狱之旅

2016 年 12 月 3 日，凌晨 2 时 31 分，一个声音打破了夜晚的宁静。我猛地一抬头，差点扭到脖子。我想……是警报声……是我们社区发生了紧急事件。是时候穿上我的装备和靴子，跑到卡车前，在完全醒来之前把背带拉上。

接着声音停止了。我意识到自己梦到了过去参与消防和紧急医疗服务（EMS）的日子：追随着我所钦佩之人——志愿者和专业人士们的脚步，响应号召。

尖锐的声音再次响起。我摸索着并寻找那可怕的声音，睡意逐渐消散，接着我意识到这是我手机的响声，而不是 EMS 的警报声。我回到了现实之中，不再是那个带着兴奋和焦虑赶到现场的年轻气盛的救护员新秀，那种生活已经消失了……

现在的我是一名母亲，一个主管，一个有商学位的医生，是一家之主。家里的每个房间里都住着我爱的人。三楼住着双胞胎；他们最近刚满 13 岁。我二十多岁的表弟乔苏和我们住在一起，他最近从古巴经墨西哥移民过来，正在学习英语作为第二语言。我们为他感到骄傲：身为一个年轻人，他在为获得绿卡做准备的同时做着一切可以做的零工攒钱，以实现独立。我的儿子利亚姆正利用高中和大学之间的空当在俄勒冈州旅行。还有乔苏的兄弟乔希，我的另一个表弟，他之前从墨西哥来到这里，加入我新创办的医疗保健公司。他独自生活，每天都会来我这工作和拜访，幸好他的住所离这里只有 17 分钟的路程。

又来了，第三次响了！

"喂？"我接起电话，以一种询问、困惑和不安的语气问道。

"奈特博士！您是尼古拉斯·奈特的妈妈，萨默·奈特，对吗？"

"是的！"我突然完全清醒了，反问道，"发生了什么事？"（尼古拉斯出了什么事吗？等等，他就在我房间正上方的楼上，躺在他的床上。我几个小时前刚给他盖好被子！）

"感谢上帝，您接电话了！"

"怎么了？"我强装冷静地问道。

"尼古拉斯的白细胞计数很低，血小板也非常少。您必须立即把他送到急诊室！"

我惊恐地把手机扔到床上，一跃而起，一步并四步（我个子矮，通常只能跨两步的距离）地来到尼古拉斯的房间。尽管我以一名"普通妈妈"的身份接起了电话,但走进儿子房间时,我是位"医生妈妈"。

"尼古拉斯。"我低声说着,怕惊吓到他。我能从走廊的光里看到他的身影,他正睡在下铺。"尼古拉斯。"我更急迫地低声说道。他一动不动,我身为临床医生的思维开始运转起来,我在想他是不是中风而无法回应,或者他已经……

我打开他房间里的灯,评估他的呼吸情况,准备呼救,并把他从床上拉到地板上,开始进行 BLS(Basic Life Support 的缩写,译为基础生命支持,又叫初步急救或现场急救)。

尼古拉斯的双臂交叉在头顶,他一边呻吟一边捂住眼睛遮挡强光。

然后,他慢慢透过指缝看向我。

"妈妈,你没事吧?"他开始坐起来。

我顿时有种解脱、喜悦和恐惧交织在一起的感觉。尼古拉斯现在没事……我相信我的儿子会没事的……还是说这就是所谓的"行将就木"?没有白细胞,他要如何抵抗感染?没有血小板,他的身体要如何止血?这些怎么会发生在我的孩子身上?

"嘿,放松点,小狼,"我用他在球场上的绰号称呼他,"躺下吧。"我不想让尼古拉斯的头撞到床铺上——这对我这个长得又高又瘦、体格健壮,还经常从床上跳下来的儿子来说并不罕见。就这样,我又变回了一名母亲。

"怎么了,妈妈?"

"尼古拉斯，你现在感觉还好吗？和你去睡觉的时候感觉一样吗？"

"是的，妈妈。我只是有些累。为什么问这些？"

"尼古拉斯，血液检测显示你的血小板含量很低——血小板是帮助你凝血的物质，比如在你被刮伤的时候。还有，你身体里抵抗感染的白细胞也减少了。"

"这是什么意思，妈妈？这就是我觉得累的原因吗？"

"我也不知道那到底是什么意思。"我回答道。作为一名母亲和医生，我震惊地发现自己无法给自己的儿子一个答案。

"妈妈？"

"嗯？"

"你为什么光着身子？"

我从他的床上拿起一条毯子裹在自己身上。"为了故意恶心你。"他笑了起来，就像一个初中男生会做的那样。我回以微笑，说："小心点，别撞到头。把你的衣服穿好，我们要去医院。"仿佛这只是一项例行活动。

我跑下楼去穿好衣服。

我打电话给乔苏，让他帮我把尼古拉斯带到卡车上。尽管现在越来越疲惫，但尼古拉斯前一天还在到处跑着踢足球。现在我只想给他裹上气泡膜，像手捧瓷器一样把他抱上车。乔苏、尼古拉斯和我坐上了卡车，尼古拉斯坚持要坐在前排，因为我们接下来要做的事与他有关，我们为此与他争论，可他仍坚持己见。我试着把他抱到后座上，但他并不愿意。"我已经 13 岁了，这是我应得的！"他开玩笑般地说道。

我当时没法打电话叫救护车，原因在于：

时间。与我们直接去医院相比，联系救护车人员并让他们找到我们家需要更长的时间。

目的地。大多数救护车人员都会被引导到最近的医院。尼古拉斯的情况显然需要去一家专科医院，而不是离我们最近的医院。

头脑发热。因为尼古拉斯想去冲浪和钓鱼，所以我前一天刚买了"卡车"。由于我以前开过救护车，因此我是具备开卡车的能力的（现在回想起来真是讽刺）！

乔苏退到后座，在我们离开的时候给他的兄弟乔希发了短信。

我紧握着尼古拉斯的手。

我们穿过 1 号公路进入费城，卡车在路上无声飞驰着。没开收音机，没有说话声，三个人只是静静地坐着，脑海中思绪万千。

西费城以其路况艰难的内城区而闻名。从我们家到目的地最直接的一条路叫作兰开斯特（Lancaster），这条路在连年的酷暑严寒中满目疮痍，到处都是足以撞掉你车子挡泥板的坑洼，过于繁忙的双车道上各种车辆隆隆地驶过，留下深深的沟痕。柏油路两边还嵌有两组电车轨道，车辆可以继续在上面行驶。

还有那些垃圾。这座城市忽略了大部分在人行道上的垃圾。只有路边独立经营的店主才会清扫前一天晚上的垃圾，而这些垃圾似乎每天早上又会在人行道上和街道上重新堆积起来。

外面没有车，只有我们绕过路面的坑洼，扫视着周围以确保那些喝醉或吸毒的人不会在我们前面跟跑着横穿马路。我们正在和时间赛跑。

当我们沿着道路疾驰时，我看到一道闪光。大约过了三个街区，我看到我们的车后有警灯闪烁。

我是不会停下来的。我以为自己只是在脑海中这么想的，但显然我已经大声说了出来，因为尼古拉斯突然向后探出了头。

卡车正保持原速行驶时，一辆小汽车开到了我们前面。就在这时，我仿佛和卡车融为一体，漂移过双车道，回到我们的车道，在势头不减的情况下超过了那辆车。随着追逐者意识到卡车对它的存在无动于衷，它开始彰显自己的存在感。它会超过卡车经过的车辆，然后跟着卡车超过下一辆车。当我们回到我们的车道时，卡车加速了。当追逐的车辆驶进前方的车道时，卡车感觉受到了挑战。虽然没有那辆车的速度，但卡车有质量。卡车驶入了警车前方的车道……

"妈妈！你得停下来！"

"现在不行。"我迅速扭头看向旁边，我亲爱的儿子正哀求地看着我。

我把脚从油门上移开，问道："你确定吗？我们快到了。"我

第 1 章
人文关怀之路

知道自己本可以在转弯前甩掉追逐者。

"请停下吧，"他轻声说道，"我很担心你。"

我脑海里想着接下来的场景。当然，他是在为我担忧。某些我不愿知道的事情带来的恐惧，某些尼古拉斯还不知道的事情，在我的脑海中撕裂，在我的血液中流淌。他可能为我感到担忧，但我为他感到害怕。

我的表弟坐在后座，他还没有拿到绿卡。作为母亲，我在努力尝试拯救我的孩子，可我却把他们都置于危险之中。

我刚才把卡车停在路中间几秒钟，现在把它停在了停车场。我的孩子脸色苍白——这种苍白过去几周里一直在加剧。

我把驾照拿在手里，打开车门，从车中下来，双手举过头顶。我朝向车尾，看着一个年轻男警官掏出手枪。"不要在我儿子面前向我开枪。"我轻声说道。

这位警官十分紧张……接着表现出困惑。

他的搭档已经从车的乘客侧过来，绕到敞开的车门的另一侧，同时说道："把手放在车上！"

"我的儿子生病了，医生担心他会开始出血。他没有血小板和白细胞来抵抗感染。我必须把他送到医院去！我们不知道哪里出了问题。要么是我开车载他，要么是你开车载他。但我们现在就要去医院。"我坚定地说，希望我声音中透出的信念能为我们带来警官的合作，而不是让他向我开枪。

一位女士的声音响起："埃里克，这个孩子看起来病得很厉害。他得去医院。"她能在卡车的灯光下看到尼古拉斯。

当我转头看向名为埃里克的警官时，他的眼里满是疲惫，仿佛那位女士话语的分量已经让他筋疲力尽。

那位警官把枪装进枪套，说："你马上上车，等到警车从你们身边经过，你们再跟着我们走。"

"好的，警官。"

我回到卡车上。还没等我系好安全带并挂回挡位，警车便从我们身边呼啸而过，现在卡车成了追逐者。我相信警察的合作能让我冷静下来……也可能是我面前的那把枪让我想到自己也终有一死。然而，虽然我们的速度和之前差不多，但一开始要跟上警车也是个挑战。

警车把我们带进了紧急车道。在我们停车时，医院保安让我们把卡车移开，但警官们说他们会盯着它。我便把钥匙留给他们，然后把尼古拉斯带进了医院。跨进急诊科大门的那一刻永远改变了我们的生活。欢迎来到我们的"家"；欢迎来到我们的地狱。

医务人员把尼古拉斯带到隔离室。一名护士说："我们已经为患病的孩子准备了这个房间。"这是一个正压室，可以使气流持续流出房间，以便保护免疫力较弱的病患。

隔离室就在紧急呼叫室和清创室旁边。我们到达时，另一个孩子被带了进来，并被直接送进了紧急呼叫室。虽然尼古拉斯病得很重，但那个孩子却处于极度危险之中。

在乔苏移走卡车时，警官进来查看我们的情况。我把我的驾照递给男警官，以为会被戴上手铐。令人惊讶的是，他向我们询问尼古拉斯的情况如何。他试图和我们闲聊并安慰我们，但我们都能感觉到隔壁房间里医务人员给孩子抢救时的紧张气氛。死亡的阴森感萦绕在我们身上。

男警官对尼古拉斯说："你妈妈开的卡车真漂亮！"

"是的，她昨天刚刚拿到手。"

"什么？她就这样开这辆新车吗？"

"我们住在佛罗里达的时候她就有一辆。"

我加入了他们的聊天："我们搬到北方时留下了另一辆卡车，因为我觉得在费城停车会很有挑战性。"

"好吧，我们看到你从兰开斯特的新郊区一路飞驰而来，车窗又是深色的，还以为你搞砸了一笔毒品交易呢。想象一下'狼妈妈'从卡车里出来时我们的震惊。"我们都无精打采地笑了笑。

我的小狼低声说道："他们是怎么知道你的外号的？"

1.2 待治疗的躯体

我们从急诊科转到肿瘤科/血液科。这里用"我们"是因为，虽然我儿子才是患者，但我们的家庭是一个整体，而且我们都受到了影响。尼古拉斯是个善于交际的人，我们向他保证，他在这段治疗过程中绝不会孤单。接下来的一年里，对他的照护工作影响了我、他的兄弟姐妹、我们的大家庭和朋友们，甚至连我们不认识的邻居也参与其中。医疗卫生服务消费者不是一个单一的"患者"，而是一群关心和支持个人健康和福祉的人。

尼古拉斯的病例在成人中很少见，在儿童中更是闻所未闻。临床团队花了一周多的时间才做出正式诊断。由于尼古拉斯缺乏白细胞和血小板，最初，临床团队认为他患有再生障碍性贫血，这意味着他的骨髓不能正常工作，是一种潜在的致命疾病，需要进行骨髓移植。不幸的是，尼古拉斯的诊断结果更糟：成熟外周T细胞淋巴瘤（PTCL）。淋巴瘤是淋巴系统的一种癌症，而淋巴系统是人体抗菌网络的一部分，包括淋巴结、脾脏、胸腺和骨髓。淋巴瘤可以影响所有这些区域和身体的其他器官。这种疾病的某些亚型对儿童相对"仁慈"，因为有完善的治疗方案可以实现永久治愈。但是，PTCL非常罕见，全世界只有不到700名儿童被确诊，非常具有侵袭性，而且没有标准化的治疗或治愈方法。由于目前尚未建立有效的治疗方法，医院并没有标准的PTCL治疗方案。因此，医生们采取了他们熟悉的标准化化疗法来治疗尼古拉斯，本质上是采取一种"当前最佳"的应急之策。

我们一开始接触的医务人员都很有同情心，他们会花时间解释尼古拉斯住院期间会发生什么。最初的主治医生是一名儿科肿瘤学研究员，这意味着她已经完成了儿科住院医师的实习，并专注于癌症治疗方面的扩展培训。她向我们介绍了决策树，以及正式诊断所需的所有测试和准备工作。例如，她要在尼古拉斯的皮下置管，以便于频繁地接触他的血管，从而了解他的血液系统的情况。在治疗的大部分时间里，尼古拉斯每天都要进行血液检测和输液。他还需要做手术，对他的骨头（包括脊柱）进行穿刺，以提取大脑周围的液体，从而确定他的神经系统是否患有癌症。这位医生回答了我们的问题，并以关心和同情的态度做出回应。

由于尼古拉斯的病罕见，在最初的一周里，我们见到了多得让人眼花缭乱的医生。他们会花时间解释和回答我们遇到的棘手问题——甚至会预见我们想不到的问题。由于他所患疾病罕见，以及医生提出的学术/临床方法，我们觉得为尼古拉斯的治疗选对了地方。

但是，高智商的治疗方法并不总是伴随着高情商，而后者恰恰是非常重要的。换句话说，最佳的临床照护同时包括系统的智能性，即医生和在计算机支持下的专业诊断，以及带有情感上的同情和同理心的治疗方法。随着 PTCL 的确诊，情况发生了变化。对于这种罕见的疾病，照护尼古拉斯的人从有同理心和合作精神的医生换成了儿科肿瘤科的主任。一些医务人员表示，能得到她的治疗是一种荣幸，这时，人际关系的基调和治疗方式发生了巨大变化。这位主任有一种命令和支配的风格，而我们的问题似乎惹恼了她。有几次，我甚至觉得自己被嘲笑了，我被告知不要把自己当作医生，做个母亲就好。我解释说，作为一个受过医学教育的母亲，我可能会问一些比其他父母更难回答的问题。但后来她经常拒绝花时间回答我的问题，表示自己要去开会，然后转身走出房间。

　　癌症的确诊，不仅仅意味着你身体里已经发生的疼痛和不适。治疗也会带来不适的感觉，它会让人感觉比癌症本身还要难受。这也和你脑子里在想什么有关。你有多害怕？作为一个十几岁的少年，尼古拉斯突然间不得不与自己的死亡和可能的损伤做斗争。他必须处理那些对成年人来说也充满挑战的问题：他是否要因为治疗可能导致的不育而采集精子？他是应该现在就剃头还是让头发自己掉下来？

　　尼古拉斯和我都试图和主治医生建立良好的关系，但我们感到她和我们之间有一种明显的距离。她会走进病房，对尼古拉斯提出一些要求，如果尼古拉斯质疑她，她就会变得懊恼，并对尼古拉斯做出尖锐的回应，然后转身离开，不问我们是否有问题。为了改善尼古拉斯的健康状况，我们希望建立信任。

　　最终，尼古拉斯和我安排了一次与他的主治医生的正式会谈。我们向她解释了与她建立关系的重要性，我们把尼古拉斯的生命托付给了她，却感到自己被排除在信息共享之外。尼古拉斯说，当她未经允许就开始给他检查时，他感觉受到了冒犯，就好像他在被当作一种疾病而不是一个人来对待。医生则回答说她太忙了，因此需要他来服从这些要求。

　　尼古拉斯告诉我，他觉得医生并没有把他的利益放在心上；似乎这位医生的名声，甚至发表一篇关于他的病例报告的机会，都比关心他更重要。没有这种良好的人际关系，尼古拉斯有时会变得完全不合作，发泄他青少年时期的叛逆情绪。除非护士说

"请"，否则他拒绝回答问题，也拒绝伸出手臂检查脉搏或抽血。他的心情变得黯淡，一切都变得更加困难。许多医务人员还没有孩子，因此几乎没有与青少年打交道的经验。他们批评我没有管好自己的儿子。他们没能意识到尼古拉斯已然是个小大人，并且正试图坚持自己的独立性，以及对自己身体和照护计划的所有权。

另一个问题是，虽然治疗尼古拉斯的医疗机构有儿科肿瘤科，却没有 PTCL 方面的专业知识。我在另一家医院找到了 PTCL 专家，但他是治疗成人的医生。我和他谈过之后，他同意每月去我们当地的医生那里咨询一次。后来我才得知，我们的医生只同意进行一次简短的通话。

1.3　我们的自然支持网络

谢天谢地，我们有很多家人和朋友在治疗过程中支持我们，但接受和回应他们的祝福也是一种挑战。我们试图让这支后援军保持协调，并更新预后和治疗计划，同时维持我们正常的家庭活动。幸运的是，在过去的 15 年里，我一直在帮助创建一个数字健康平台。最近，我作为新创办公司 FirecrackerHealth 的联合创始人，搬到了一个新地区，去建立一个有助于加强患者和提供者沟通的数字体验平台。这个名为"Fuse"的平台旨在将有关个人健康、治疗和相关经济状况的所有信息汇集在一起。通过这种方式，医疗保健消费者及其家人、朋友和其他志愿者组成的"自然支持网络"（Natural Support Network，NSN）可以在任何地点与照护团队协作。

我们开始与一些公司合作，为照护人员和医疗系统建设"Fuse"平台。当尼古拉斯生病时，我们迅速调整平台以使他处于系统的中心位置，并将访问权给予我们自然支持网络中的成员，以及他的临床医生和健康计划的照护管理者。

在允许专业人员访问整个系统的同时，我们为自然支持网络的成员创建了三个级别的访问权限。第一级允许访问整个系统，包括临床（提供者）和财务（健康计划）信息。除了这两类的利益相关者，我们还允许我自己、我的妹妹和另一个关系密切的朋友进行这一级别的访问。

第二级权限不包括访问临床或财务信息，但包括访问所有安排的预约、活动，以及我们的自然支持网络成员可以参与并帮助的待办事项。例如，那些有二级访问权限的人可能会通过系统收到我的信息，上面显示："嘿，因为尼古拉斯的化疗有副作用，所以我们还在输液中心。卡特琳娜（他的双胞胎妹妹）正独自在家。谁能带她去吃晚饭，然后送她去参加篮球训练？"最终，由于总是有类似的事件发生，我们干脆在网上建立了一个报名页面，这样每天都有不同的成员送来晚餐，还有人可以捎卡特琳娜去参加她的活动。在她的双胞胎兄弟接受治疗期间，我们尽可能通过这个平台使她的生活少受到影响。

第三级权限只提供我们博客的可见性。我们每天都会发布一些日常——最新消息、我们的感受、遇到的挑战。我们打开了添加图片功能，特别是关于尼古拉斯感受的表情符号。拥有三级权限的人可以通过一个社交媒体式的界面进行评论。

我们网络的每一层级都很重要。拥有三级权限的人是那些想要打电话、发短信或发电子邮件询问尼古拉斯情况的人，但身为一个生活突然失控的单亲企业家，我无法对此做出回应。所以，我将这些祝福者和所有真正想要接触我们的人添加到第三级。当任何一个处于第三级的人能够提供帮助时，我们就把他们转移到第二级，在那里他们可以自愿承担一些任务，如跑到药房去拿新药，或者把午餐带到医院（医院的伙食很糟糕）。与传统观念相反的是，所有年龄段的人都能加入平台——年龄并不是一个影响因素。

因此，无论个人是否参与，这个平台都可以为他服务。尼古拉斯最初是在我写博客或添加图片时提出建议的。他当时还是个青少年，我可以理解他想要掌控我们发布的大部分内容。他很喜欢看我们博客上的评论，但当看到网上说"你在医院一定很无聊，我们能做些什么吗？你想要棋类游戏、书籍还是电子游戏"时，他感到很困惑。

他对这些示好感到害羞。"为什么人们会问我想不想要些我甚至都不太了解的东西？"

我告诉他，人们是有同情心的，他们真的很想帮忙。"当你允许别人帮助你时，会让他们感到自己是解决问题的一分子。这会让你感觉更好，也让他们感觉更好，因为这是他们力所能及的事情。允许他们为你付出也是在为他们服务。"

当我们社区的某个妇女团体赠送了一个新的、很难找到的电子游戏机时，尼古拉斯最初想把它归还或捐给医院的青少年中心。但我们说服他留下了，这让他从治疗的现实中解脱了几个小时。

与我们共事的大多数临床医生似乎都很喜欢这个小型试点项目，并愿意加入这个平台。而肿瘤科主任和其他一些医生拒绝参与其中，理由是没有医院的赞助，或者担心该平台针对《健康保险便携性和责任法案》（HIPAA）的合规性。我们在注册过程中解决了这个合理的担忧，使其符合HIPAA，以及受保护的健康信息（PHI）和个人身份信息（PII）的管理规则。

该平台的高光时刻发生在照护团队中最年长的医生身上，她是位小儿骨髓移植专家。在她的同意下，我们利用"Fuse"平台为拥有一级权限和二级权限的人安排了一次信息电话会议。这位专家分享了几份文件，告知我们移植手术的程序，包括移植前后的注意事项。自然支持网络的成员必须在预订会议席位之前查看材料，并在注册时在聊天中预先记录他们的问题。尼古拉斯和我在现场参与了会议，而其他人在线上参与——有30多人准备帮助我们的家庭。这位专家回顾了在骨髓移植过程中会发生什么，并回答了会前聊天中提出的问题。接着她询问是否还有其他问题，现场又提出了几个，然后我们在她规定的时间内结束了会议。

如果你是医疗卫生服务的领导者，请在此停顿片刻，想想有
30 多位朋友和家人参加了一场关于高风险手术的现场会议，以一
种有效的方式提出问题，这样每个人都能在结果预期及如何支持
整个过程方面和尼古拉斯达成共识。想象一下这对消费者体验和
健康结果的影响，更不用说还能减少家庭中的混乱和不确定性，
甚至使患者在医疗系统中转诊更加顺畅。曾有其他医生问我，这
种互动是否会减少医疗事故的索赔。最终，这位当年即将退休的
70 岁老医生眼含热泪地说，她从来没有见过一个孩子拥有这么多
支持者，有这么多人询问如何提供帮助，有这么多经过深思熟虑
的问题，还有这种集体意识。我们是这个社区的新成员，我可以
向你们保证，只要有我们已建立的这种系统，还有许多人可以像
我们一样组建起如此庞大的志愿者队伍。

虽然这个平台以尼古拉斯为中心，但它也支持着我。不同于
肿瘤科病房的其他父母，有了我们的自然支持网络，我可以有时
间和空间来维持自己的身心健康；尼古拉斯在医院里也从来都不
是一个人。该平台将临床服务提供者与电子健康档案、我们在家
时的生物测定、他的综合临床照护计划和个人生活计划、每周更
换的药物和一个虚拟健康工具集结在一起，使跨多个设施的会议
成为可能。它还组建了一个由家人、朋友和其他志愿者组成的大
型网络，网络中的人可以报名参加任务或照护。

加入"Fuse"平台还有另一个好处。医疗卫生服务有一种倾

向，就是把人仅仅当成一具有待治疗的躯体，而这个平台会提醒服务提供者，患者有思想和感情，也有经济和生活上的困难。照护团队成员能够看到我们家庭的另一面，而如果没有这个平台，他们永远不会体会到……他们也不会明白我们是多么珍惜那些对我们有同情心的人。通过加入该平台，他们与我们建立了一个治疗同盟，并开始以更全面的方式照顾尼古拉斯和我这个主要照护者。

1.4　从悲痛到人性化的转变

住院期间，每当尼古拉斯睡觉时，我便开始写这本书。有了在平台上建立的支持网络，我们得到了许多宝贵的支持。自然支持网络成员的帮助使我在尼古拉斯治疗的艰难时期依然保障了生活质量，如果没有他们，我可能无法熬过这场磨难。由于整合了我们的临床照护团队和自然支持网络，这个平台将生理上的治疗和照护、我们经历的经济挑战和对我们整个家庭的情感支持结合在了一起——尼古拉斯是患者，我是主要照护者，还有卡特琳娜，我们都突然受到疾病的重大影响，这永远改变了我们的家庭生活。

尼古拉斯得到了大量线上线下的支持，我保持了自己健康和理性，卡特琳娜也有了一些正常生活的迹象。这个平台作为一个生态系统，以一种对每个人来说都很自然的方式将我们的服务提供者和支持者聚集在一起。经过几个月的使用，它为所有参与照顾尼古拉斯的人创建了一个社区。

自从我开始行医以来，我就认识到建立治疗联盟的价值，它通过患者的家人、朋友和志愿者组成的自然支持网络来促进健康，尤其是那些患有慢性或复杂疾病的人。该平台让我们能够减少尼古拉斯的住院时间，因为数字平台和虚拟健康功能，如远程视频访问和检验结果共享，让他的临床照护团队有信心相信他在家里是安全的。

作为一名临床医生，以及一名重病患儿的母亲，我的经验表明，大多数家庭都不希望自己的亲人出院，因为他们对在家里进行专业照护感到焦虑。由于尼古拉斯的病情严重，临床工作人员经常希望我们去医院，但我们并不想待在那。在那里尼古拉斯的情绪会变糟，我们没有地方活动以发泄这种情绪。我们感觉自己就像被关在笼子里的老虎，而动物园管理员会在我们平静下来的时候，再次怂恿我们检查血压，或者在手臂上扎针。

我们的自然支持网络让我们在家里和医院里都能照顾好尼古拉斯，而"Fuse"平台真正成为我们在家庭照护和住院治疗之间保持联系的黏合剂。即使在住院期间，我们每天也都在利用这个平台。虽然尼古拉斯的情况并不典型，但我们的经历让我相信，我们可以实现人性化医疗，未来的医疗保健将与今天所体验到的大不相同。这些前提和我们的经历促使我研究本书的观点，并从许多合作者那里获得不同看法，正如致谢中的"合作者"名单所示，他们都以某种方式为本书的编写做出了贡献。

2017 年 11 月 1 日，为了准备骨髓移植，尼古拉斯不得不摘除脾脏。在儿科重症监护病房（PICU）待了两周后，他从手术中恢复过来，并在他生日那天进行了拔管。那天他下了床，治疗师让他坐在椅子上。不到两天，他就能够在别人的帮助下行走了——这真是一个奇迹。医生看到他的情况后，开始计划让他离开 PICU。不幸的是，由于长期免疫力低下，尼古拉斯没能战胜那些自然存在于人类肺部的细菌。他最后一次紧握我的手，在我的怀中停止了心跳。尼古拉斯于 2017 年 11 月 29 日去世，就在他14 岁生日的几天后。

早在尼古拉斯生病之前，我就已经开始写一本关于人性化和医疗改革的"商务书"。我的创业之旅是从写博客开始的，接着写了文章，发表了一些演讲，当时我正在创办新公司——FirecrackerHealth。通过这些写作和互动式演讲活动，我努力阐明一个富有同情心而又高效的协作医疗系统对患者、临床医生、专业人员和员工的重要意义。多年前，我在自己的诊所和之后的小型医疗卫生服务系统中建立过这样一个系统。但有了今天的技术，我现在可以看到一条清晰的道路，可以为所有人扩大治疗联盟。

我从行政工作单位跳槽，冒着风险创办了一家新公司，这是一个正确的选择，因为我们公司第一年的收入就已经达到了七位数，这对一个新公司来说是值得骄傲的。我们的团队正在势头上，成功吸引了医疗系统和卫生计划单位的关注，我们正在逐步实现我所坚信的医疗愿景。然而，尼古拉斯的病打破了这个良好的局面，几周之内，我最终不得不向自己、我的团队和我的客户承认，我最重要的使命是做一个母亲，陪伴在儿子身边。

实际上，关于尼古拉斯去世的那一段话不是我写的。编辑采访了我并补充了那段话，他说："人们会好奇的，即使你还没准备好，他们也会问。"这是我悲伤的回忆，原本抱着文章永不发表的念头，在痛苦挣扎中，写下了尼古拉斯和我们一家这段时期的所有故事。我之所以这么做，是因为这是我在他死后重新开始生活，排解痛苦，偶尔也能从中找到些许快乐的又一种方式。我感到十分内疚，如果我对他的治疗方案做出不同的决定，他能活下来吗？为什么像他这样一个充满活力、对生活充满热情的男孩，一个能够告诉医生"我不怕死。我害怕英年早逝"的男孩，不得不患上这种罕见且难以治愈的癌症？为什么我的孩子被判处死刑，我却被迫活下去？我数不清有多少次恳求上天夺走我的生命，而不是他的。

正如我在前言（如果你还没有读过，我强烈建议你读完本章后先去读一读前言，再继续阅读第 2 章，因为这有助于确定本书的背景）中所写，基于我在其他关系中经历过的失去，对我来说，这是我走出失去儿子的巨大悲痛的唯一机会，这意味着我必须完全承受它。我最终写完本书原稿的时候，尼古拉斯已经去世三年了。这感觉就像我第一次能够再度正常呼吸。我无法用语言表达我的痛苦、愤怒、悲伤；然而，为了感受尼古拉斯在我生命中的美好，我愿意重新回顾这段经历。我曾有机会和其他失去孩子的父母交谈，试图组织合适的语言，但即使我们坐在一起，也只能分享这种心情，并相互点头表示理解，因为这些感受几乎无以言表。

书中如有不周之处，还请见谅。这本书最初是作为商务书来写的，并于 2016 年完成，当时我正沉浸在悲痛之中。后来在德勤咨询公司工作期间，我周围的同事们就书的很多方面都达成了一致，并对健康和生命科学的未来提出了自己的看法，我便对这本书进行了微调。正如前文所提到的，我同时还从"Fuse"平台上收集了尼古拉斯治疗癌症过程的细节，并完成了一本回忆录。我分享了自己家庭的故事，以及我的许多患者和客户的经历。这本书介绍了许多有影响力的人，以及很多研究结果和丰富的真实经历。

这是一本商务书吗？大多数人要求我分享尼古拉斯生命的最后一年，但我一直不愿说出来，这是故事的前奏吗？这是一本关于我对人性化医疗研究热情的书吗？三者兼而有之。这是一本关于人性化医疗的商务书，不幸的是，作者在书中讲述了自己人生中最悲伤且最令人深刻的故事。

这本书的原稿已经被许多同事审阅过，在他们的反馈中，我惊讶地发现他们每个人都分享了不同的收获。当我重读这本书作为最后的检查时，我意识到这是一本有着多种基调的书。伏尔泰曾说过："完美是优秀的敌人。"而在写一本与时代相关的书时，完美是成功的敌人！我必须认识到，我写这本书的目的是介绍我所说的人性化医疗的内涵，并与大家分享，在新技术的支持下，现在我们有可能以可扩展的方式做到这一点，使之成为文化需求，并愿意改变传统的工作流程和临床团队配置。这本书不完美。但我的目标不是一本"畅销书"；相反，我的目标是创造对话，促进讨论，并成为我们工业之旅的另一个催化剂，从而创造一场文化变革，使医疗保健人性化——让人们在疾病、伤害和健康中可以相互帮助。

第 2 章

美国医疗卫生服务的现况

本章探讨了目前医疗卫生服务行业变革背后的驱动力和趋势，以及对相关生命科学领域的影响。这些宏观因素被称为"3 + 1 关键驱动力"，它们正在颠覆医疗卫生服务行业，并形成了一系列趋势，即"七大医疗卫生服务变革趋势"。颠覆医疗卫生服务行业的"3 + 1 关键驱动力"如下：

- 监管
- 消费主义
- 技术
- 新冠疫情

"七大医疗卫生服务变革趋势"包括：

- 价值和责任

- 医疗消费化

- 照护提供方式

- 系统智能化

- 整体性和包容性

- 科学发现

- 行业模式和原型的转变

对于刚刚接触医疗卫生服务行业的读者来说，本章中的信息将是理解该产业和关键驱动力如何影响市场趋势的基础，而市场趋势正开始改变人们的体验。当我们的产业变革趋于稳定时，这些趋势应该成为未来健康的标准。对于医疗卫生服务行业的领导者来说，本章介绍了一种组织方法，我用以思考当前影响美国医疗卫生服务系统的基本驱动力，并界定目前不可避免的变革趋势，从而预测产业当前、近期和远期的战略（第 5 章中将进行详细说明）。坦白地说，尽管关于关键驱动力和趋势的小节并不详尽（每一小节本身都可以作为这本书的一章，甚至自成一本书），但是我的目的是与你的团队分享这种组织方法，以便帮助你们制订目标和战略，以及确定未来的资源配置。

为了将驱动力和趋势与医疗卫生服务消费者联系起来，我会介绍三个涉及我实践经历中真实人物和家庭的小故事，并将在整本书中跟随他们的脚步。对于那些刚接触医疗卫生服务但已被人性化医疗理念吸引的人们，我将定义本书关注的三种主要的利益相关方，即支付方、提供方和消费者。当然，除了这三类人之外，还有许多其他类型的利益相关方参与到了当今的医疗卫生服务和生命科学产业中，如生物制药和医疗技术领域。接着，我将更详细地介绍引起这七种变革趋势的每一个关键驱动力。

我希望读者能注意到关键驱动力和变革趋势之间的细微差别。例如，消费主义这一关键驱动力指的是在消费品和零售领域发展最显著的全球消费主义，而这种消费主义的爆发则是另一个关键驱动力——技术带来的结果。医疗消费化趋势尤其关注全球消费化趋势下消费者对医疗卫生服务期望的改变，以及产业的应对方式，最终创造差异化，改善结局。另一个重叠部分是"技术"这一关键驱动力，它极大地影响着系统的智能化趋势。关键驱动力和医疗卫生服务变革趋势之间还有其他重叠主题，这是至关重要的，因为驱动力正在影响趋势的演变。

本书的目标是以人性化医疗的愿景作为引导产业发展的北极星，催化一场产业革命。尽管关键驱动力和变革趋势已经取得了重大进展，并为本书其余部分提供了一个极好的起点，但是我们在服务消费者和临床医生方面依然任重道远，这也是以下各章的写作前提。因此，刚接触医疗卫生服务行业的读者可以花些时间仔细阅读本章，以便对行业目前的变化有一个基本了解。医疗卫生服务行业的领导者则需要熟悉这种框架（参阅本章末尾的表格）。其他文献和书籍可能会对每种关键驱动力和变革趋势进行更详细的介绍，但在本书中，我们选择停留在这个框架的宏观层面上，以它为基础来解释第 3 章中人性化医疗的含义，并在第 4

章和第 5 章阐述这场变革可能给消费者带来机遇的方式。那么，让我们在看完这些真实人物的故事后进入这个框架。

2.1 "只是关于"真实故事

在本书中，我将通过三条故事线来说明医疗卫生服务的变化。这些都是基于真实情况的虚构案例。第一条故事线描述了"3 + 1 关键驱动力"和"七大医疗卫生服务变革趋势"出现之前的医疗卫生服务行业的情况。

特蕾莎是一位 84 岁的退休老人，在糖尿病得到控制并出院后原居安老。她的丈夫几年前去世了，她的儿子雷蒙和女儿安吉拉很担心她的健康。他们希望能获取她的医疗卫生信息，比如她最新的照护计划和当前的药物清单。与此同时，了解特蕾莎的子女能够提供帮助的时间、地点（现场或远程）和方式（如经济上的帮助），对特蕾莎的医疗卫生服务提供者都是有益的。然而，让他们所有人都获得这些信息十分困难。

至于协作问题，特蕾莎的医疗卫生服务提供方很难与雷蒙或安吉拉合作，找出照护方面的分歧或困难。例如，自从她的丈夫去世后，特蕾莎便表示不愿将过度的努力花费在延续生命上，但她的提供者并不知道这一点。如果不整合各个机构和提供者的服务，特蕾莎将很难在不借助辅助生活设施的情况下原居安老。而雷蒙住在几个州之外，所以他也无能为力。

安吉拉和特蕾莎住在同一个城市，但她忙于全职工作和照顾自己学龄期的孩子。安吉拉今年 43 岁，已婚，是个"三明治一代"○的照护者。她是这个家庭的"首席医疗官"，并且需要一种简单的方法来关注包括特蕾莎在内所有家庭成员的医疗需求。

里克是一位 58 岁的离异高管，在一家大公司中供职，事业有成。他的一位兄弟姐妹最近因癌症去世，他希望与住在另一个州的女儿共享他的健康问题。出于对家族史的考虑，里克想要为诸如记忆力下降等情况做好准备，并确保"所有的事情都井然有序，他的女儿和她的家人都得到照顾"。但他的几位医生使用不同的电子医疗系统和记录，并且有时他们的照护计划是相互矛盾的。里克能告诉他的女儿什么呢？理想情况下，他的医疗决策应当根据他的偏好和最佳利益来执行，但他的提供者没有一种现成的方法来知晓他的意图。

查理是一位 88 岁的退休老人，他一直抱怨髋部疼痛。虽然他处于前列腺癌晚期，但很有可能再活几年。尽管他总体上比较独立，但他很感谢三个成年子女对他的关爱与支持。他尚不需要代理人，但他感到临床工作人员存在"老年人歧视"。当他的骨科医生要求他的心脏病医生批准他的关节注射治疗时，他感到不知所措，因为没有沟通渠道来获得这一批准。由于缺乏协作，查理几周都没有接受注射，这降低了他的活动能力，严重限制了他

　○　同时抚养子女和赡养父母的人。

的锻炼计划，减弱了他的平衡能力，最终增加了他摔倒和受伤的风险。查理十分沮丧，因为现在他不能再参加他喜爱的夏季老年运动会了。

这就是医疗卫生服务产业的现状。由于利益相关者之间沟通有限，信息共享不足，并且缺乏协调合作，医疗卫生服务系统正面临挑战。

在具体探究每一个关键驱动力之前，我们来定义一下我在本节中提到的与医疗卫生服务相关的三个主要利益相关方：

- **支付方**是指保险公司、自我承保的雇主和承担了大部分个体财务风险的政府。严格来讲，健康保险公司是以全额方式管理健康偿付风险的机构。一些大公司通过自我承保来管理医疗费用。这些公司有足够的员工、家属，有时还有退休人员来管理其人群的总体医疗成本。在这种情况下，公司利用保险公司作为"第三方管理机构"来管理他们的医疗福利，但雇主才是实际的最终支付方。

- **提供方**是指提供医疗卫生服务的组织，从个体医疗诊所到跨地区、甚至全国性的医疗卫生服务系统。他们雇佣"临床专业人员"，即医生、护士、治疗师和其他专业人士来开展照护工作。

- **消费者**是在提供方那里接受照护的个体，以前被称为"患者"（在本书中，除了需要特殊强调的情况以外，我将避免使用这个术语），支付方将其称为"会员"。随着基于价值的补偿机制在医疗卫生领域的推广，组织将逐渐把个体视为消费者，就像零售业一样。

我们已经介绍了背景故事和利益相关方的定义。现在，让我们从颠覆医疗卫生服务行业的关键驱动力开始，进入本章的框架。

2.2 颠覆医疗卫生服务行业的"3+1关键驱动力"

2016年，我与他人共同撰写了一篇文章，介绍了导致医疗卫生服务行业逐步变化的三个关键驱动力。这些驱动力与其他行业中发生的波动相似，往往以引领变化的新技术发明开始，而后是新的商业模式，之后是特定行业内的监管响应。在观察了多个行业的变革后，我归纳出跨行业的典型变革模式大体上遵循三个阶段：认识到变革的迫切性、颠覆与改制，最后是产业的整体变革和新规范的建立。

然而，医疗卫生服务行业有所不同。我们在那篇文章中提到，随着社会开始意识到我们目前发展的不可持续性，这个行业正在发生转变，为了使其可持续发展，我们需要加大力度投资数字技术和新的照护模式。新的商业模式将不断发展，新进入行业者将蓬勃发展。我们需要在整个过程中而不是在最后进行监管干预。一年后，当我开始撰写本书时，我认为我们正处于认知阶段的末期和新商业模式的早期阶段，这些新模式是那些努力在市场上立足的颠覆者创立的。

在本书中，我调整了文章中的三个关键驱动力以考虑消费主义对医疗卫生的重大影响。更新后的关键驱动力是监管、消费主义和技术。然而，我们当中没有人知道，这三个驱动力实际上只是变革的火种，而这场变革是由一种导致2020—2021年新冠疫情暴发的无形病毒（COVID – 19）[⊖]引起的。这场全球暴发的疫情以前所未有的方式袭击了所有国家、所有种族、所有阶层和所有年龄层。由于人类的群体性和互联性，每个人都直接地或通过社交和主流媒体间接地受到影响。

虽然这种纳米级传染病已经造成了严重破坏，但它也让人们更加关注众多产业、卫生和安全系统的薄弱环节，意识到它们不能良好地应对灾难。另一方面，它也展示了并不完美的系统中的积极一面，如自愿参与相关工作的"中流砥柱"们和志愿者们。此次疫情暴发促使人们对医疗改革产生了新的认识和公众需求。医疗机构目前面临着巨大压力，因此人们需要对业务、与客户的关系、内部文化、经济风险结构和医疗卫生服务交付进行根本性改革。

为了应对这些变化，医疗卫生服务行业需要变革以发展新能力。为了生存，并为新的医疗卫生经济模式做好准备，各组织正在寻求新的伙伴关系以满足消费者参与、全面互联互通和技术支

㊀ "CO"代表"Corona"，"VI"代表"Virus"，"D"代表"Disease"，19代表2019年，也就是COVID – 19。

持方面的需求。这些组织正试图分散过于中心化的技术，致力于开展人群健康的大数据管理和个体层面基于偏好的照护。当数据和技术手段由系统的某一部分（如支付方）掌握时，中心化便出现了；而当数据足够分散时，去中心化出现，消费者因此便能够掌握自己的健康信息并能随时与他人分享。

医疗卫生服务产业的旧时代已经结束，传统医疗卫生商业模式正在不断瓦解。强大的力量——监管、消费主义和技术这三种关键驱动力，正在推动当今医疗市场的发展。2020 年之前，我们在医疗卫生服务领域实行渐进式变革，但新冠疫情已成为推动变革的强制作用力。未来学家们认为，新冠疫情将把我们推向医疗卫生服务转型周期的下一个阶段。打个比方，新冠疫情就像派对上意想不到的客人，即"＋1"。如此，"3＋1 关键驱动力"颠覆了医疗卫生领域。

现在让我们来深入研究"3＋1 关键驱动力"。

（1）监管。政府正在努力对医疗卫生服务行业进行改革。与其他国家相比，美国医疗卫生服务行业对经济的影响越来越大，而其产出和质量却十分普通，该行业已变得不可持续。

（2）消费主义。在网上购物、远程银行、家庭电影、拼车和住房共享等其他产业获得控制权后，消费者现在对医疗卫生服务行业也抱有同样的期望。

（3）技术。虽然其他产业已经采用了先进技术，并经历了商业模式的重大变革，但由于此前法规、制度、经济因素的影响，以及医疗市场较为狭窄、长期缺乏竞争，医疗卫生服务行业在利用新技术方面一直很缓慢。

（4）新冠疫情。新冠疫情暴发是推动变革发展的催化剂。

2.2.1 监管

医疗卫生服务行业已变得不可持续。2018 年，美国在医疗卫生方面的支出超过任何其他发达国家，高达 3.6 万亿美元，占国内生产总值（GDP）的 18%，而在婴儿死亡率和预期寿命等主要健康指标上则处于落后位置（见表 2–1）。

表 2–1　人口平均预期寿命和婴儿死亡率

国家和组织	2018 年人口平均预期寿命（岁）	2018 年婴儿死亡率（‰）
日本	84	2
瑞士	84	4
挪威	83	2
荷兰	83	3
加拿大	83	4
新西兰	83	5
瑞典	82	2
澳大利亚	82	3
德国	81	3
英国	81	4
丹麦	81	4
经合组织中位数	80	5
美国	79	6

数据来源：经济合作与发展组织（OECD），2015 年。

特别是，与其他国家相比，美国在医疗卫生方面的支出比例远远高于社会服务（见图2-1），这产生了多方面的影响。例如，美国的医疗卫生服务系统目前鼓励对慢性疾病和复杂疾病、急性疾病和损伤的治疗，而不是在预防及安全领域推广更加稳健的、性价比更高的方法。此外，那些最需要帮助的人，即社会和经济上处于不利地位的人，在获得医疗卫生服务上面临更大的障碍。

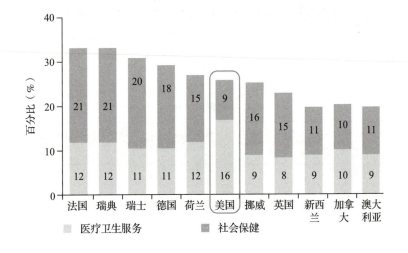

图2-1 医疗卫生服务和社会保健支出占国内生产总值的百分比

来源：E. Bradley, B. Elkins, J. Herrin, and B. Elbel, Health and social services expenditures: Associations with health outcomes, BMJ Quality & Safety 2011; 20 (10): 826-831.

医疗卫生服务在美国是一个受到高度监管的行业，政府项目是最主要的支付方（见图2-2）。传统意义上，市场在采取任何改变之前，都会先观察政府项目的发展。在过去的25年中，美

国主要通过各种监管来修正医疗卫生服务系统。随着这些规定的
出台，市场会做出反应。关于监管这一关键驱动力，我和我的同
事发现，一些组织对这些市场法规只是简单地遵从，而另一些组
织则积极主动地向前迈进，从而创造战略优势，如投资和资源重
定向。然而，由于市场主要是渐进式发展，大多数组织都属于前
一类，这也是我撰写本书的原因之一。

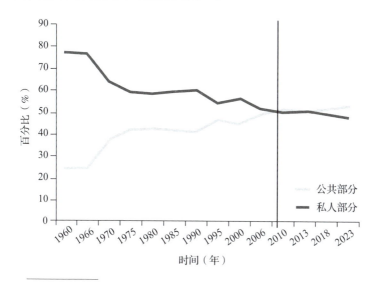

图 2-2　美国国家医疗支出的公共部分在 21 世纪初超过私人部分

在接下来的两个部分中，我们将通过两种主要的改革类型来
探索监管的历程：承保范围改革，以及交付和融资改革。

1. 承保范围改革

承保范围改革包括 1996 年颁布的《健康保险便携性和责任

法案》和2010年的《患者保护与平价医疗法案》（ACA）等法规。后者主要包括几个部分，即《美国平价医疗法案》《患者保护法案》，以及《医疗保健与教育协调法》和《学生援助与财政责任法》中与医疗卫生相关的部分。总的来说，这些法律旨在通过从按服务项目付费模式转向基于价值的补偿机制（VBR），包括建立责任医疗组织（ACOs）来实现照护的转型。在美国，围绕着《患者保护与平价医疗法案》出现了严重的紧张局势，其中包括最高法院于2020年11月就该法案的合宪性做出的决定。例如，法案要求大多数美国人购买保险，否则就要支付罚款。从2019年开始，国会取消了这项处罚。在本书付梓之际，最高法院指出了"可分割性"的法律概念——如果法院废除了法律的一部分，法律的其余部分仍然有效。因此，即使法令的一个方面已经改变，例如上述的处罚，也不会影响它整体的合法性。反对的决议将会产生深远的影响，因为《患者保护与平价医疗法案》已经与医疗补助制度和医疗保险制度密切关联在一起，人们担心如果该法案被废除，将会有超过2100万美国人失去保险。

非营利性的医疗卫生改善研究所（IHI）在《患者保护与平价医疗法案》的法规之上更进一步，主张追求"三重目标"的医疗设计，即改善人群健康、改善个人医疗体验（包括质量和满意度）和降低人均医疗成本。这三重目标将从以下三个方面，对个体按服务项目付费的模式向基于价值的补偿机制的转换过程进行支持：

- **人群**。在过去，医疗卫生服务以交易为基础，关注单个患者，这意味着每次就诊/提供服务都要收取费用。现在，各机构正在逐步了解整个人群的需求并将其分层，激活这些人群以改善健康状况，并通过创新的方式与患者、家庭和更广泛的社区建立高效的伙伴关系。我们正处于医疗卫生领域的技术演进中，我们获得数据、分析数据，并根据数据采取行动、应对风险，改善整体人群的健康状况。

- **个体**。服务提供者在关注人群的同时，还必须重新关注处于医疗卫生服务系统中心的个体，这有助于提高医疗质量和个人对医疗体验的满意度。许多机构正在努力构建以患者为中心的照护模式。这些以消费者为中心的常见术语，如"患者旅程""特殊的患者体验"和"引入患者并与其互联"，对该行业来说都是全新的。而倡导以消费者为中心理念的机构已经得到了更高的临床质量和效率、更安全的患者环境、更高的员工参与度和更好的经济效益。

- **成本**。我们正在迈向崭新的经济模式，在这种模式中，医疗卫生服务提供方将根据他们提供的价值获得偿付。以较低的成本向个体提供照护，保持或提高质量和满意度都将产生价值，并通过算法加以计算。这一变革需要新的照护交付系统，在医生和消费者做出医疗决策时，为他们提供关于价格和质量的准确数据。

2. 交付和融资改革

在同一时期，我们看到各种交付和融资改革的实施，如2009年的《卫生信息技术促进经济和临床健康法案》（HITECH）、《医疗保险准入和儿童医疗保险计划再授权法案》（MACRA）[⊖]，以及与《患者保护与平价医疗法案》相关的美国医疗保险和医疗补助创新中心（CMMI）的建立。而有关定价透明度和互操作性的规章，则是照护交付方式改革和照护偿付方式改革的实例。

《卫生信息技术促进经济和临床健康法案》旨在促进卫生信息技术的应用。改革的主要支柱是"有效应用"，即需要达到美国政府认证的电子健康档案（EHR）技术最低标准。它概述了应该如何以电子方式分享患者的健康信息。经过多年的努力，大多数机构都实现了合规性，但很少有机构使用 EHR 来协助照护协调、改善照护体验。许多临床医生抱怨这些记录保存方面的进步实际上减少了他们与患者的眼神接触和相处时间，从而降低了医患体验。

《患者保护与平价医疗法案》责成美国医疗保险和医疗补助创新中心研究、设计及推出的新的支付模式，从而解决成本上升问题并提高照护质量。自推出以来，美国医疗保险和医疗补助创

⊖ MACRA 中的"C"代表"CHIP"，是指儿童医疗保险计划。MACRA 通过医疗补助和单独的 CHIP 计划为符合条件的儿童提供健康保险。根据联邦要求，CHIP 由各州管理。该计划由各州和联邦政府共同资助。

新中心已经开发了多种模式，覆盖了数百万患者和数千名医护人员。《医疗保险准入和儿童医疗保险计划再授权法案》是一项建立在《患者保护与平价医疗法案》基础上的法规，它为医保患者的治疗创建了新的支付项目。这一改革旨在加快从基于服务业务量的支付模式（FFS 模式）向基于价值的支付模式转变。正如三重目标中指出的那样，我们正在转向基于价值的照护（VBC）补偿机制，并对个体消费者的体验、照护质量和人群健康负责，而不是通过支付每次就诊和手术的费用实现因病致富。采取这种转变是为了调整激励措施，防止医疗成本继续失控。在按服务项目支付模式中，个体的病情越严重，医疗卫生服务提供方的收入就越高，因为患者就诊和接受手术的次数越多，服务提供方得到的偿付也就越多。虽然设定了患者健康和疾病预防的目标，但按服务项目支付模式中缺乏将资源引入这些活动的经济激励因素。这种交易型商业模式实际上不鼓励预防，除非它创造了就诊或手术的机会，比如结肠镜检查或乳腺的 X 射线检查。这并不表明服务提供者不关心或不支持健康；确切地说，事实恰恰相反，但他们的经济激励与对卫生健康的关注并不一致，而这正是基于价值的照护补偿模式的重点。

过去，消费者在接受服务或从医药产业订购药品和用品之前，一直对医疗卫生服务的定价知之甚少。一项针对医疗成本的规定涉及定价透明度，该规定要求医疗卫生服务提供方自 2021 年 1 月 1 日起公开协商价格，而支付方则需要在规定最终确定后的一年公开（于 2020 年冬季提出，即撰写本手稿的时期）。这项规定的目的是改变产业行为，从而使购买服务更方便，并使消费者获知总费用和自付费用。只有让消费者了解如何购买医疗卫生相关服务、产品和医疗保险，他们才会向充分知情的消费者更进一步。

虽然信息是决策的关键，但在医疗卫生领域获取信息一直具有挑战性。因此，为了促进健康数据的互操作性，一些规定已经被引入该领域，从而方便患者和照护团队访问并获取医疗信息，防止医疗机构阻碍信息获取过程。实现互操作性不是一项简单的工作，更大型的技术/数据公司将协助推动创新思维，从而改善照护服务和人们的医疗体验。如前所述，我们很期待市场对这些规定做出的反应，以及后续一系列有趣的结果。

一些医疗机构正在遵循这些改革，并根据新的市场信息进行战略性的定价和数据分析。其他机构也在做同样的工作，朝着完整的基于价值照护的系统迈进。价格透明度和互操作性的转变为收集群体和个体层面的数据打开了大门。当我们为个体消费者提供人性化医疗卫生服务时，这些数据将不仅为医疗机构，也为个体消费者提供强有力的决策支持。

2.2.2 消费主义

我们已经看到了在线零售、银行、娱乐、数字交通（如优步和来福车）和住房共享（如 Roomster 和爱彼迎）等产业的消费主义革命。那么，什么是消费主义呢？消费主义是指顾客在与销售者的互动中对控制权和个性化的期望。这些期望现在正转移到医疗卫生领域。例如，消费者期望被视为优选客户，拥有更多的选择权。他们希望医疗卫生服务的获取能更为方便、履行更加快捷，而不像在医疗卫生领域的传统模式中，为一次预约等待数周或数月。他们还期望提高价格透明度——这是亚马逊等购物网站得以蓬勃发展的一个重要因素，也是前文监管部分提到的、制定价格透明度法规的动机。

消费主义在零售业已经取得了很大进展。电子商务使消费者能够找到任何商品，比较不同零售商给出的价格，并立即订购产品和服务。如果客户提出相关需求，产品/服务常常在当天或次日就能得到履行。这促进了权力的转移，因为消费者通过一块屏幕就能货比三家，获得更多的选择和信息，而不是像过去那样，需要前往实体店或打电话咨询产品费用和质量信息。消费者不再需要前往实体店，根据商店库存制订购买计划，按照商家的定价付费。即使零售商提供优质的客户服务，精明的消费者也知道利用互联网快速找到更平价的替代品。

客户自行寻找他们偏爱的产品，比较最优惠的价格，并迅速、方便地完成交易——他们越来越希望在医疗卫生领域也能如此。讽刺的是，这个在人类关怀基础上建立的行业，实际上却是最后转向以消费者为中心的行业之一。

与提供方和支付方一样，消费者的时间很紧张，但他们十分看重并期待获取相关信息以支持医疗卫生决策。他们正在寻求医疗卫生服务与数字渠道的互联，从而获得自己需要的信息；他们希望无论身在何处都能与医生联系，希望即便是微小的健康问题都能得到照护。这需要类似于在线零售商那样的无缝数字平台。消费者可在数字平台上进行比较并购买高质量和高性价比的照护服务，接受服务或安排预约，并且管理交易的财务端。这些数字平台还将使消费者能够掌控他们的个人资料，访问他们的健康记录或照护计划，并与他人共享数据。

因此，消费主义代表着权力向消费者倾斜，这主要是因为技术提供了更多的自主权和选择。颠覆者和初创公司正在开发和推动医疗卫生领域的进步，而支付方和提供者也在进行创新和合作，共同解决相关障碍。

在新冠疫情暴发之前，医疗卫生服务行业的消费者就已经对自身照护具备了一定程度的控制权。德勤在 2019 年的一项调查发现，39% 患有常见慢性病的受访者使用了技术监测手段，比 2015 年增加了近一倍。四分之三的消费者希望与医疗卫生服务提供方合作制订治疗方案⊖。

虽然一些产业已经具备吸引消费者的能力，但对许多医疗卫生利益相关者来说，这依然是一种挑战。与此同时，支付方正在转变补偿模式，以使医疗卫生服务提供方将关注点更多地放在产

⊖　德勤咨询公司 2019 年医疗卫生服务消费者调查。

出上而不是服务上。这是一个强有力的组合，将为医疗卫生交付的变革铺平道路。随着消费者对医疗卫生服务提出个性化要求，提供方被迫改变其提供医疗卫生服务的方式，这点我们将在后文进行探讨。

2.2.3 技术

几十年来，医学界一直在探索检测、诊断和治疗的新技术。然而，与其他产业相比，即使有《卫生信息技术促进经济和临床健康法案》的发布和虚拟功能的进步，医疗卫生服务产业在利用数字技术方面仍然进展缓慢。这是由现有的制度主义文化、僵化的经济模式和历来缺乏竞争的狭窄医疗卫生市场（最近有所改变）共同导致的。我们正在进入一个新时代，医疗产业需要寻求高科技健康智能系统的辅助，从而以精准医疗、基于个体偏好的方式管理消费者驱动的人群照护。

如今的消费者已经习惯了个性化的参与，他们可以随时随地通过手中的移动工具访问和管理信息。他们越来越期望在医疗卫生领域获得个性化的体验：通过技术识别每个个体，记住个人偏好，并通过他们日常生活中使用的沟通渠道进行有效的互联。这些技术对于将照护工作向下一个阶段推进至关重要。它们将帮助机构提高客户忠诚度和满意度，进而提升患者数量、增加收入、降低照护总成本、提高盈利能力和整体照护质量。

医疗机构正采用新技术重新定义患者体验，在人工智能等新技术的支持下，特别是通过在开放、安全的平台上进行信息交换和互联互通，实现医疗卫生领域的变革。这类变革需要医疗卫生机构具备新的能力。

现有企业要想维持其在医疗卫生服务系统中的地位，就必须发展新的伙伴关系和技术能力。伙伴关系将帮助消费者参与到基于质量和价格的决策过程中，并通过决策支持工具和数字化照护计划帮助临床医生改善照护和整体体验。最终，临床医生与消费者将有更多互动，临床医生得到更多的支持，机构与消费者的目标得以实现。伙伴关系的一个例子就是梅奥诊所与谷歌合作，以利用数字技术改善照护并加速创新。梅奥诊所将使用"先进的云计算、数据分析、机器学习（ML）和人工智能（AI）来重新定义照护交付，并将全球的医疗卫生服务提供方和消费者互联，使医疗卫生服务产业变得更好"。

未来五年将是医疗卫生技术的关键时期，利用数字技术进行创新，并改良消费者、提供方和支付方互动的领导者将脱颖而出。这些新手段加上监管支持和消费主义，将为人们提供更好的医疗卫生体验。

2.2.4　新冠疫情：催化剂

到目前为止，我们所讨论的三个关键驱动力在医疗卫生领域产生了渐进式的变化。但现在新冠疫情这个"＋1"驱动力，则是加速变革的催化剂。这种加速在一定程度上是由恐慌的消费者造成的，他们担心感染该病或将其传染给他人。消费者也可能对就业市场感到压力或焦虑，或者因为被困在家里而无法从事以前喜欢的活动。

为了吸引这些消费者，医疗机构正在用数字互动和虚拟照护取代部分现场照护。美国卫生与公众服务部（HHS）于 2020 年 7 月发布的一项研究发现，近一半的医疗补助计划下的初诊是以虚拟方式进行的。随着美国国会推动医疗保险和医疗补助服务中心（CMS）扩大远程医疗覆盖范围，这些鼓励虚拟照护的临时政策只是一个开始。

新冠疫情不仅将医疗卫生服务转向虚拟化、甚至是按需进行的数字交付，还将检测工作转移给了零售商——CVS、沃尔格林、LabCorp，因为医疗中心的检测能力有限，无法满足需求。这加快了零售健康的趋势，比如沃尔格林与 VillageMD 合作，CVSAetna 开设店内初级保健诊所。沃尔玛等大型非传统医疗机构也加入了竞争，它们开始推销保险，并在全国各地的分店开设诊所。

最后，新冠疫情促进了消费者对数据共享和互操作性的需求，将监管、消费主义和技术等传统驱动力结合在一起，推动医疗卫生服务行业走向未来。医疗机构正致力于解决信息处理问题，以便实现与消费者安全有效的信息共享。

2.3 七大医疗卫生服务变革趋势

由于"3＋1 关键驱动力"的作用，医疗卫生服务商业模式正在发生前所未有的颠覆性变化。医疗机构必须在其愿景、与客户（过去称为患者）的关系、内部文化、财务风险结构和医疗卫生服务提供方面进行根本性改变。只有这样，才能使医疗卫生服务可持续供给，并满足利益相关者的需求。如果不这样做，传统的医疗卫生服务提供方将会输给那些创新者，因为后者能够提供成本更低、医疗卫生服务质量更好、可及性更高的患者体验。

为了应对这些变化，医疗卫生服务体系需要引入一些以往欠缺的能力。为了培养这些能力，现有医疗卫生服务提供方正在引进新的人才，并与初创企业和老牌科技公司建立新的伙伴关系。

为了更好地了解医疗卫生和生命科学行业的未来，以下我将描述"3+1关键驱动力"带来的"七大医疗卫生服务变革趋势"：

（1）价值和责任。医疗卫生服务体系正在从交易型向体验型转变，更加重视质量、人群健康状况和个人满意度的提升。医疗卫生服务体系中的权力关系发生了改变，过去医疗费用支付方进行监督，而如今服务提供方主动变革，这将对消费者产生影响。

（2）医疗消费化。通过持续性的互联互通和个人数据的产生，医疗卫生服务体系的服务对象从患者转型为消费者，从而再转变为客户。

（3）照护提供方式。照护的重点将从个人健康转移到人群健康，但仍纳入个人偏好。照护服务提供者也正在从以疾病为重点转向以健康和福祉为重点。同时，照护正在从机构转移到社区，这个过程需要数字化技术的参与。

（4）**系统智能化**。连接数据孤岛，使数据流动起来，以便进行智能分析。

（5）**整体性和包容性**。解决人类需求的所有方面，包括身体、情感心理、社会经济和目标，以及其他健康驱动因素⊖。

（6）**科学发现**。目前，技术进步和跨界合作的开展推动全球医疗健康科学飞速发展并取得重要突破。

（7）**行业模式和原型的转变**。随着综合性医疗机构向门诊照护和专科治疗中心转型，照护和保险福利计划将更加专科化和个性化，研发出来的治疗手段也将如此。

深耕于医疗领域的从业者可能认为这些变革是缓慢的，但事实是目前变革正在加速，一部分原因是新冠疫情的发生。因为部分读者并不熟悉这些变革趋势，所以接下来我们将一一进行深入探讨。我们不仅会讨论到这些趋势的发展方向，还将深入分析它们的局限性，以及为什么我们需要进一步实现真正的人性化医疗。

2.3.1　价值和责任

临床医生受过系统的医疗培训，他们的工作理应得到补偿。在按服务项目付费的环境中，医疗卫生服务提供方以服务量为导向进行业务管理：医生看的患者越多、做的手术越多，获取的利润就越高。而新的基于价值的补偿机制将会激励临床医生对患者进行

⊖　有时也被称为：健康的社会决定因素。

更全面的照护，并关注健康结果、总体满意度和成本三重指标。

大部分医疗商业模式正在从交易型转向体验型，正因前面提到的基于价值照护的方式，医疗卫生服务的支付方和提供方也都在相应地进行调整，将更多的重点放在健康结果的改善和消费者体验的提升上。监管和经济驱动因素——新冠疫情和经济衰退加剧了这些因素的作用——正迫使该行业承担起创造价值的责任。例如，在新冠疫情暴发期间，那些已经纳入价值照护的医疗卫生服务提供方比纯粹按服务项目付费的提供者表现得更好。因为前者的部分费用支付是以人群健康结果的改善和医疗成本的节约为基础的，而不是即时支付的交易模式，这样使医疗卫生服务提供方能够从一个更长远的角度来看待消费者和收入情况。当在新冠疫情暴发期间消费者无法获取医疗卫生服务时，与那些只依赖交易型服务获得收益的医疗卫生服务提供方相比，纳入价值照护的提供方仍然能够获得收入来源。

另一个驱动因素是政府医疗卫生项目（医疗保险和医疗补助）的登记人数不断增加，甚至在新冠疫情暴发之前，登记人数就已经超过了覆盖人口的一半，预计未来登记人数还会增加。美国医疗保险和医疗补助服务中心将继续实施规划、制订计划，将更多人口纳入价值照护计划中，如联邦医疗保险优良计划。此外，政府工程按项目付费的费率通常显著低于商业保险公司的费率。随着2021年价格透明度规定的出台，许多分析师预计，由于费率需要公开透明，医疗卫生服务提供方的收入可能会面临进一步的下行压力。具体的影响尚不清晰，因为许多非营利医疗卫生服务提供方在新冠疫情之前的利润率低到只有个位数。

管理医疗卫生服务费用的财务责任，也被称为"风险"。价值照护的目标是在医疗卫生服务的提供方和支付方之间建立基本的联盟，以便管理医疗卫生服务和风险的总成本。这样，医疗卫生服务提供方对患者的整体福祉和健康结果将承担更多责任，并将随着服务提供方式的调整以获取报酬和部分节约下来的成本。

虽然医疗卫生服务支付方在管理这种风险方面已有数十年的经验，但是对提供方来说，相关经验却很有限，并且根据所处地区的不同，以及过去与支付方和雇主之间关系的差异，提供方的水平参差不齐。总体来说，美国西海岸的医疗卫生服务提供方具有更成熟的风险控制能力，并已纳入了价值照护计划，但对于很多东海岸的机构来说，这完全是一个全新的领域。为了实现转变，提供方需要拥有一些原本属于支付方的能力，比如对患者进行识别并分类，使得照护管理和协调流程可在诊室之外的范围内开展。提供方还需要谋求与支付方的合作，以满足管理决策和规划过程中对患者数据的可及性、可用性和有效性的需求。

从理论上来说，基于价值照护的提供方将依据他们所提供的照护服务的质量，以及成本曲线弯曲程度获得部分或全部补偿。但是事实上，基于价值照护的提供方在这种商业模式的变革趋势下，仍然面临着特殊的挑战。因为在服务项目付费模式下收入下降的速度，很有可能快于基于价值照护模式下收入增长的速度。

在医疗卫生服务提供方将业务提供方式转变为价值照护的过程中，他们仍将继续保持按照服务项目付费的收费方式，从而使经营模式更为复杂、更具挑战性。为了应对这个问题，提供方需要扩大规模来提高收入和利润率，并且在财务拐点（按服务项目付费的收入低于价值照护的收入）之前对基于价值照护能力进行战略投资（见图 2-3）。

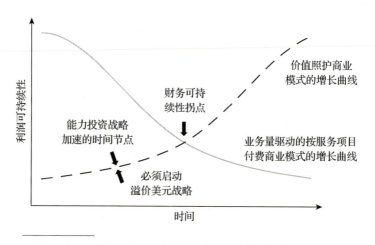

图 2-3　按服务项目付费和价值照护收入的相交路径图

也许正是因为存在这些挑战，价值照护的发展速度比预期的要慢，需要纳入大量人口以平衡现实的风险，并且需要外部资源的支持来应对价值照护所需的全面变革。但许多医疗保健系统一直对加入这一不可逆转的转型潮流保持保守态度，因为这意味着它们的商业模式需要随之发生重大变革，需要进一步提高竞争力，并且这还可能会对其收入产生影响。在美国《患者保护与平价医疗法案》通过后，整个医疗保健系统似乎在 21 世纪 10 年代中期开始了一阵兼并、收购和联合的浪潮以应对这一变革趋势，但仍有许多医疗卫生服务提供方未按预期激活价值照护。

医疗卫生服务提供方和支付方一直在协商折中的价值照护协议，但是由于他们想通过渐进的方式（可以理解）达成目标，导致提出的协议往往过于理论化，而不是提出能够解决现实问题、共担责任的实际方案。只有一小部分价值照护协议能让提供方真正承担下行风险。根据预计，支付方将只有四分之一的索赔完全来自按服务项目付费。按照现在的形势，这一变革对健康结果和消费者体验的影响还不是十分明确。除了医疗卫生服务提供方之间的联合，一些大型支付方也通过购买专门的基层医疗临床实践来获得和维持市场，从而实现垂直资源整合。许多过去的独立医生现在受雇于支付方。目前这一趋势的长期影响也尚不清晰。

还缺了些什么

虽然向价值照护的转变比预期要慢，但它已经将医疗卫生服务从"疾病治疗"系统转变为一种涵盖健康、预防、人口管理和突发事件应急处理的综合系统。这是让我最兴奋的地方。

然而，要实现这一目标，我们需要消费者更多地参与风险分担和价值创造的过程。如果这一目标完全由支付方和提供方完成，他们将不可避免地关注支付模式和健康结果。谁才是真正对健康结果负责的人呢？是以下的哪一个呢？

- 医疗卫生服务支付方
- 医疗卫生服务提供方
- 医疗卫生服务消费者

每个人都有自己的看法，但从行业的角度来看，我认为答案不是固定的。

提供方被要求与支付方分担更多的财政补偿风险。消费者也承担了更多的风险，比如支付更高比例的费用（如保险费、共付金和免赔额）。但是，现行的方案只在支付方和提供方之间进行激励措施的调整。

因为健康是个人的健康，所以我们需要将消费者纳入价值照护体系。为了控制医疗总成本，消费者需要通过预防措施更好地照顾自己，考虑自我安全，并关注自我健康和生活方式，甚至改变生活方式，谨遵医嘱定期检查。

换句话说，价值照护是基于个人满意度和人群健康结果的。让消费者分享改善这些指标和降低照护成本的经济回报，这样不是更有效吗？

对人性化医疗来说，在提供方和支付方的支持下，对健康结果的责任不仅仅应该从支付方转移到提供方，还应该转移到消费者身上。反过来，这将促进卫生系统激活消费者，而不是简单地让那些最严重的慢性病患者参与进来。我们需要消费者参与，真正推动他们的个人体验、决策和健康结果的改善。展望未来，从行业发展的角度，我们还需要考虑健康的驱动因素，从而支持因生活状况而受到损害的消费者，使他们能够更好地保护自己的健康。

2.3.2　医疗消费化

过去，对于医疗生态系统中的许多专业人员来说，患者只是被动的接受者，既无法掌握自我的命运，也不能理解疾病过程和治疗背后的科学。在过去十年全球消费主义的驱动力下，医疗行业已经开始探索如何打造积极参与的消费者，使其积极收集信息，理解并遵守处方照护计划，并成为参与治疗方案决策的一分子。消费者甚至获得了"客户"的地位，因为其个人及家人在医疗卫生服务领域的消费选择方面承担着越来越大的责任。

尽管如此，消费化在医疗卫生服务领域仍是一个难以解释的概念，因为该行业传统上并不关注个人消费者。与此同时，大多数消费者，尤其是年轻人，越来越希望医疗卫生服务能像其他数字市场一样运作，拥有用户友好的界面、明确的定价和广泛的选择，以满足他们的需求。在其他行业的购买经历使他们对消费的整体期待更高，他们想在花钱之前就明确自己将得到的回报。现在，这种期望正在向医疗卫生服务系统转移。

精通信息技术的消费者无处不在，个人设备和移动数据网络的可得性、可负担性和易用性越来越高。社交网络应用作为个人的沟通渠道和众多组织的商务工具，已经变得越来越不可或缺。此外，特别是在新冠疫情暴发的背景下，反对者提出的"老龄化人口无法使用移动设备"的观点也不攻自破。婴儿潮一代（美国的生育高峰期出生的人口）正在使用智能手机和社交网络与家人、朋友和组织进行交流——他们的队伍甚至在急剧扩大。等他们退休后，他们也将依赖于通信设备和各种应用程序。Pew 和美国退休人员协会（AARP）最近进行的一项研究显示，40% 的老年人（65 岁及以上）至少使用一种社交媒体；而在 50 岁至 64 岁的人群中，社交媒体的普及率更高，可以达到 69%。此外，在 70 岁及以上的人群中，62% 的人使用智能手机。在 60 岁至 69 岁的人群中，这一使用率增加到 80% 以上。为了与时俱进，医疗机构别无选择，只能跟上当今客户的步伐。

如果技术是手段，那么成本就是这一趋势中消费者的燃料。过去，公司承担了大部分保险费用，很少与员工分享实际的医疗卫生服务价格。这导致了资源可能被滥用的大环境。除非受到邻居或朋友的推荐，消费者一般不会主动去关心医疗费用或选择优质的提供方。更重要的是，要获取到这些信息几乎是不可能的。支付方提供的医疗保险对工人及其家人有利，但对医疗卫生服务系统却是不利的，因为这一保险会消除消费者的责任感。

随着医疗成本不可持续地上涨，支付方正在设法转嫁出更多份额的医疗卫生服务费用。因此，消费者要为保险费和直接照护费用（例如共同支付和非承保服务）交更多的钱。支付方这么做，一部分是为了减轻他们自己的支付负担，因为不断上升的照护总成本是不可持续的。另外，他们也是为了激励消费者及其家人更明智地进行医疗消费。他们使用高免赔额健康计划和健康储蓄账户等产品将消费者的身份转变为客户，希望消费者在花费医疗卫生服务费用之前能进行周全的考虑。然而，支持消费者用于比较的信息十分有限，这使得定价及其他重要信息很难被找到。例如，根据机器所在的位置，磁共振成像（MRI）的价格通常相差数千美元——因此前面讨论的价格透明度和互操作性规则具有重要的价值⊖。

几年前，一个非常好奇的消费者要求找到并向他解释宾夕法尼亚州医疗卫生服务成本控制委员会发布的"2014 年医院结果报告"。该报告包括一份有关腹腔镜切除胆囊术的统计图表，该图表显示宾夕法尼亚州东南部几乎每家医院的死亡率都相似。然而，手术成本最低为 31000 美元，最高可达到 132000 美元。虽然如今的情况不一定如此，但仅仅一个胆囊切除术，价格怎么会有如此大的差异呢？

随着医疗卫生服务领域的消费者对价格和质量的选择、透明度的要求越来越高，初创公司、新兴企业和具有前瞻性的现有公司也逐步发展以满足这些需求。但没有一家企业能够通过一种商

⊖ 由卫生保健成本研究所（Health Care Cost Institute）进行、罗伯特·伍德·约翰逊基金会（Robert Wood Johnson Foundation）资助的一项研究发现，阿肯色州安克雷奇（Anchorage）的就诊费用（165 美元）近迈阿密（60 美元）的 3 倍。得克萨斯州博蒙特的普通血液检测费用（443 美元）几乎是俄亥俄州托莱多（18 美元）的 25 倍。但这是美国范围内的成本比较。

品满足全部需求。提供方正在以个性化的方式应对这一趋势，通过创造独特的服务和体验组合，吸引不同类型的客户。为了做到这一点，许多提供方正在将消费者体验转化为一种积极的情感联系。在《体验经济》一书中，作者派恩和吉尔摩将"体验"称为第四种经济产品：

> 每当公司和客户接触时，都会带给客户一种独特的体验，用一种难忘的方式与客户建立联系……购买者的体验……价值体现在公司在一段时间内所提供的……公司不再仅仅只提供商品或服务，还包括为客户创造的具有丰富感受的体验。过去的经济产品总是和买家有一定的距离，因为体验感本身就是一件很个人的事情。

> 任何一个在情感、身体、智力甚至精神层面上参与的人都有可能产生体验……虽然用户体验本身是无形的，但人们非常重视这项服务，因为体验的价值是反映在他们自己身上的，而且这种价值能持续很久……那些把握并重视用户体验的公司，不仅能够赢得消费者的青睐，还能够获得经济收益。

医疗卫生服务提供方正在试图从自己期待的角度，创造一种消费者能够看见、情感上能够感受到的医疗体验。这种体验在消费者第一次与医疗卫生服务提供方、医疗体系接触时就产生了，并且将持续到未来。如果没有用户体验的话，医疗用品、服务都将只是一种商品，其销售量只能取决于能够压低的利润率水平。

虽然前面讨论的许多能力对医疗体系来说都是全新的，但创建情感上有形的体验是能够实现的，因为医疗卫生服务是个性化的。未来的医疗系统可能是个人定制型的，能准确地提供他/她在身体和情感上需要的东西。定制消费者体验将会成为一种转型趋势，然后被打造为差异化的经济产品。例如，一些医疗卫生服务系统专注于打造高端酒店式的住院体验，包括大型单间、礼宾服务、提供精美餐点的厨师、细心的员工和探望亲人的空间。另外，一些医疗卫生服务系统则专注于老年人群体。消费者正在寻求独特的全流程用户体验，能够让他们高枕无忧地参与到根据他们的兴趣、需求和偏好定制的，并且持续的有价值的关系中。

因此，医疗消费化是一种不可避免的变革趋势。医疗卫生服务消费者在他们的照护体验中发挥着越来越主动且积极的作用，并且越来越有权选择自己的照护替代方案。消费者能够获取更多的信息，在价格和质量方面更加挑剔，并且对低质量的医疗卫生服务的包容性也变得更低。

医疗卫生服务系统还推出了"以患者为中心的医疗之家"（PCMH）。它是一种通过初级保健医生协调患者照护的交付模式，旨在为患者提供集中的照护环境，管理患者的不同需求。"以患者为中心的医疗之家"照护模式指出，医疗卫生服务提供方负责提供以患者为中心的照护、基于团队的工作方法、人群健康管理、个人照护管理、照护协调和始终如一的优质照护服务。"以患者为中心的医疗之家"中的患者可以与照护服务提供方建立关系，提供方根据患者医学指标和环境因素来确定其健康需求。一份来自科罗拉多州的相关报告显示：在这种基于价值的照护模式下，急诊就诊人次数减少了15%，住院人次数减少了18%，每花费1美元的投资回报为4.5美元。一份来自马里兰州的报告显示，"以患者为中心的医疗之家"照护模式在一年内节省了9800万美元，并将质量分数提高了10%。

总结一下，医疗消费化在以下发展中起了重要作用：

- 消费者付费占收入的比例增高。个人的身份从没有洞察力的、被动的患者，转变为知情、主动参与的客户。

- 信息。搜索引擎和社交媒体通过移动设备和网络，以近乎实时的方式为消费者提供触手可及的信息。

- 全新的照护提供方式。新兴企业的发展（以及现在新冠疫情形势）正在刷新人们获取和选择医疗卫生服务的认知。

- 高免赔额健康计划。与消费者现金挂钩，激励消费者考虑医疗卫生服务选项，进一步提高价格透明度。

- 价格透明。相关法规的出台推动了价格透明的进程。消费者原来几乎不可能理解医疗成本的相关信息，现在可通过明确对外公开的报告来获取。

- 婴儿潮一代参与到联邦医疗保险制度中。这一代人坚持主动参与自己的照护，比前几代人的健康水平更高、受过更好的教育、对自己的健康和福祉更具责任感——现在他们正在进入高龄照护期。

- 未参保的消费者。《患者保护与平价医疗法案》颁布后，美国未参保的非老年人的数量从 2010 年（即《患者保护与平价医疗法案》颁布当年）的 4600 多万人减少到 2016 年的 2700 万人。这是通过将医疗补助覆盖范围扩大到许多低收入个人并建立政府医疗保险市场来实现的，其中包括对低于贫困线水平 400% 的人群提供补贴的措施。个人强制令也在某种程度上刺激着参保率的提升，因为个人及家庭被强制要求购买保险，否则将在纳税期间受到惩罚。但当个人强制令取消后，2017 年至 2018 年间未参保人数仅增加了 50 万人。这些数字表明，许多美国人愿意为那些在《患者保护与平价医疗法案》颁布前无法获得福利的人群负担保险费用。因此，即使没有个人强制令，大多数美国人仍然愿意为自己和家人购买保险。

科技在发展的同时也推动了消费化的进程。在健康设备发展的浪潮中，互联互通的消费者更加愿意去共享自己的健康数据。许多人使用可穿戴设备来跟踪他们的运动、生命体征和饮食信息，并希望分享这些数据。其中 77% 的人认为这些设备至少会适度改变他们的行为，健康状况良好（62%）或患有慢性病（75%）的人更有可能会分享他们的数据。

我们如何将消费者使用健康设备的体验转化为帮助患者接受

健康设备的经验？这仍然是个未知数。我们在这里提出一个"互联患者"的概念，指的是电子健康革命下，能够使用可穿戴设备进行数据传输、远程监控和远程健康访问的患者。早在 2018 年，千禧一代就在推动这一转变，因为调查显示，74% 的人对远程医疗感兴趣，现在由于新冠疫情的暴发，许多寻求医疗照护的患者已经对数字健康技术进行了体验。我们现在仍处于家庭可穿戴设备用于远程监控的早期阶段，因为这个具有潜力的行业还会涉及数据完整性、数据传输、隐私和安全等问题。我们必须探索如何管理健康医疗数据、应用什么算法和如何进行结果解释，从而进一步推动医疗发展。许多家庭也还仍然存在着超出消费者或临床医生控制范围的数据连接问题。

随着医疗成本持续上升——2017 年的住院总费用为 1.1 万亿美元，再入院平均费用为 14400 美元——医疗卫生服务提供方面临着减少住院时间和防止再入院的经济压力。虚拟健康的快速发展为减少这一压力提供了契机，2020 年新冠疫情暴发也进一步推动了这一进程。根据《美国医学会杂志》的数据，在参加商业保险的消费者中，远程医疗访问次数从 2005 年的 206 次增至 2017 年的约 202300 次。有预估数据显示，在新冠疫情之后，一般照护的虚拟访问量将从 2020 年的 2 亿人次增加到近 10 亿人次。从医疗卫生服务提供方到支付方的费用报销问题是推行虚拟照护过程中遇到的阻碍因素。截至 2019 年，美国只有 10 个州对远程医疗实行与普通医疗平等的医疗报销策略。截至撰写本文时，这一数字已经上升到 37 个州以上，这在很大程度上是由新冠疫情导致的。美国联邦政府的医疗健康保险与医疗补助服务中心现在为许多即使不是大多数的远程医疗就诊服务提供报销，并支持急性居家照护。在新冠疫情暴发之后，这些补贴很可能继续存在。

医疗卫生服务的支付方和提供方都希望数据互联互通到家庭，因为他们相信这将帮助他们提供比基于机构更具成本效益的照护服务，并获得更好的客户满意度。这对于美国老龄化的人口结构尤其重要。寿命延长意味着患有长期疾病和慢性疾病的人数不断增加。扩大患者居家照护的服务范围将有助于使患者远离医院。由于消费者正在接受由训练有素的医务人员开展的远程监护和远程视频访问，因此强大一致的数据互联互通至关重要。

当我正在与一家通信公司合作一个关于集成医疗体系[○]的项目时，在一次工作组会议上，一位医疗卫生服务主管告诉该公司的同行："你们的通信服务（已经）走进了千家万户，打破了最后一英里、甚至最后一英寸的距离。你们的服务直指消费者的眼球。我们的医疗卫生服务体系也需要做到这样！"医疗卫生服务提供方需要让消费者参与自我监控、管理家庭状况并主动改善健康行为，这样才能使消费者获得更好的健康结果。

○ 集成医疗体系通常表明医疗卫生服务的支付方和提供方都整合在同一伞状结构下。

Geisinger 健康计划是一个区域性综合卫生组织，通过技术的应用在照护提供方面取得了显著成果。远程监护患者提高了照护效率，为 Geisinger 的投资带来了 3.3 倍的回报。几年前，在与 Geisinger 高管的一次会议上，执行副总裁、首席照护官和价值照护方案的前负责人珍妮特·汤姆卡瓦奇表示，软件平台和数据分析方便组织向照护团队发送可操作且具体的干预信息。自早年以来，远程医疗技术的可靠性不断发展，而当时有三分之一的预约因连接不良或对该技术的理解不佳而中断。

还缺了些什么

当前的医疗消费化趋势促使消费者更好地遵守他们的照护计划，并做出更明智的医疗卫生服务购买选择，以此来降低照护的总成本。当应用人性化医疗的思维来看待医疗消费化趋势时，我们开始思考本节开头介绍的主动的消费者的可能性，即在消费者技术驱动和重组的照护团队的帮助下主动推动自我的医疗卫生服务消费，就如同在其他领域中主动在线购买复杂的产品和服务一样。真正主动的消费者，不仅仅是参与消费，还会愿意与医疗卫生服务提供方连接和共享数据。他们将会：

- 使用医疗和保健设备进行自我健康监控，管理不同来源的数据，并与临床医生及其支持网络进行协调，因为他们旨在"拥有"自己的健康。
- 使用实时生物特征信息来改进慢性病的治疗。他们将学习

什么样的指标对他们个人来说是不正常的，以及如何自我
纠正，比如通过在商定的参数内调整药物。

- 由高级分析算法对生物特征信息进行分析，当结果表明需
要干预时，主动与临床医生进行沟通与合作，实时调整照
护计划——所有这一切都是在生物特征恶化到需要医生亲
自干预的程度之前进行的。

- 支持远程监控，尤其是在从医疗机构出院回家时，以便减
少住院时间并降低再次入院率。

在真正的医疗消费化趋势下，医疗卫生服务将从如今的以医
生为中心的模式，转变为以主动的消费者为中心的新模式。

2.3.3 照护提供方式

如今大多数的医疗照护服务仍然是零散的、间歇性的（仅限
于预约），专注于疾病，而且主要在机构内实施。现行的照护模
式一直以提供方为导向，导致消费者体验碎片化、事务冗余化、
非线性化和设备之间的交互有脱节现象（见图 2 - 4）。但医疗照
护服务目前正向去中心化的方向发展，服务提供从医院转移到社
区，从实体机构转移到虚拟医疗中心。照护服务的提供对象也从
个体慢慢转移到人群，但同时精准医学的发展也使个体健康的效
益有所提高。通过引入照护管理协调制度，现在临床上的交互点
变得越来越分散，这样对基于提供方的医疗卫生服务进行一定程
度的补充，也能够更好地控制慢性病和医疗总成本。

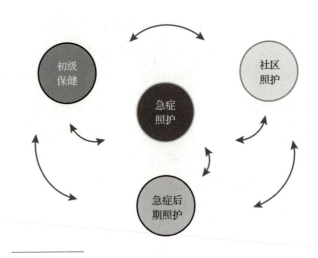

图2-4　以医疗卫生服务提供方为核心的传统照护模式

分散式照护场所

按照传统的照护模式，我们的医疗卫生服务提供方每次只管理一名对象。医生的数据主要来源于患者的病历，或者在诊室或医院内进行生物特征信息的更新，有时部分较为积极的患者或其家人会主动记录血压、血糖等数据，也有时医生会通过主观访谈、客观检查等方式获取数据。每一次的就诊记录都是对个人近段时间健康状况的写照。

此外，患者必须亲自去找医生或在医疗机构内接受治疗。医疗机构门诊和住院部不仅是医疗照护的主要场所，而且在新冠疫情暴发之前，对于大多数患者来说是唯一的场所。

而现在，就算是复杂的照护内容，也正逐步从诊室和医院过渡到社区。在2010年《患者保护与平价医疗法案》颁布之前，美国医院的住院患者利润约为三分之二，门诊患者约为三分之一。到 2019 年，这一比例已经完全翻转，门诊利润继续上升。现在美国有近 9000 个急症照护中心和 550 个独立手术中心。越来越多的医院建设了门诊设施，包括超过四分之一的机构设置了门诊手术中心。如今，新冠疫情大大促进了虚拟健康的发展，并迫使许多临床医生根据消费者的喜好提供照护服务。

从个体到人群，再到个体

医疗卫生服务提供方不再仅仅满足于为个体服务。他们开始关注人群健康发展，同时仍然结合个体偏好和个人健康干预措施。对于传统的眼光而言，这是一次巨大的变革。从成本曲线来看，为了有利可图，医疗卫生服务系统需要有大量的业务量。他们必须管理更多人群的整体健康状况，而不是像传统的按服务项目付费模式那样专注于个人照护。改善一群个体的健康结果被称为"人群健康"，这一概念在过去十年中深入人心。这一概念意味着什么？它有怎么样的表现形式？汤姆卡瓦奇再次与我们分享了她的见解："我们希望人们在 99% 的时间里（不在医疗机构内）都能够参与自我健康决策、改善行为以促进健康。我们想让医院停业。我们想让更多的医疗照护在家庭中开展。"

医疗卫生服务的可及性、个人行为、社会环境、物理环境和遗传等因素都是影响健康结局的重要驱动因素。健康政策和规划可以改变其中一些健康影响因素，比如改善基于人种/族裔、社会经济地位、地理和性别等因素造成的生活质量、发病率和死亡率的差异。要做到这一点，医疗卫生服务提供方首先需要数据，以便充分了解并对整个人群的需求进行分层。然后，医疗卫生服务提供方需要激发人群主动改善健康的热情。医疗卫生服务提供方不仅需要解决医疗方面的问题，还要广泛关注这些健康影响因素。医疗卫生服务提供方还必须扩大照护的范围，在预防性药物和健康项目上加大力度，从而使个体实现良好的健康状况。

有效地管理人群健康需要让大范围的人口参与进来，进行数据管理，并实现个性化的照护协调管理。医疗卫生服务提供方必须在扩大管理范围的同时做到个性化，使得个体能够按照他们所希望的时间、地点和方式得到照护。人群健康管理是一项医学院也从未教授过的新技能，需要在数据分析和数据决策方面进行特殊训练。卫生系统通常不具备这些能力，因此人群健康管理的运行成功与否就取决于能否培养这种新的能力，以及能否与业务伙伴积极合作，赋权患者（消费者）与其家庭，以及更大范围的照护社区之间的协调与联系。

为了有效地管理人群，医疗机构必须参与并积极赋予个人改变行为的能力。要大规模实现这一点，医疗卫生服务提供方需要建设一个稳健的全民健康信息平台。这催生了信息化初创企业和医疗系统新兴联盟的产生。这一转变具有经济可持续性，因为成熟的科技公司也在涉足医疗领域，这让在消费者参与方面具有专业知识的人看到了机会。

临床焦点

在过去，医疗行业专注于对个人疾病状态的波动做出反应，而如今，医疗体系慢慢从疾病照护系统转变为健康支持和健康促进系统。医疗卫生服务提供方正在尝试将疾病照护和个体（和人群）整体健康相结合。这需要更高水平的协调和管理能力。

随着社会现代化发展，人均寿命不断变长。过去碎片化的医疗卫生服务体系随之向整合、协调的方向发展，现如今的医疗卫生服务体系依据服务对象的主动参与性和依从性，对他们进行分类，并提供整合型的医疗卫生服务支持。对于高风险的人群，医疗卫生服务体系则相应地提供更加复杂和个性化的照护服务，建立团队，利用平台和数据将个体和医疗卫生服务提供方联系起来。

当我还是一名临床医生的时候，我认为医生及其团队只需要在患者照护过程中提供相关的支持，包括为患者安排实验室检查、检验、开具处方和专家会诊等。这一切事先都需要获取患者的知情同意，以此确保诊疗方案、资源分配与患方的计划一致。但是，随着服务客户群体数量的增加，这项工作对于医生及其团队来说变得越来越复杂，因为传统的医疗卫生服务提供方式和按服务项目付费的模式没有足够的资源来满足患者多样化的利益需求和计划，而且患者知情同意的方式和规则也将因此产生很大的差异。对医疗卫生服务提供方来说，像这样的管理协调上存在的挑战无处不在，所以医疗卫生服务支付方需要培养相应的能力，做出调整，从而弥补现有不足。提供方通常会以加售的方式，将这些照护服务提供给代表大群体（如雇员）进行采购的团体，如雇主、工会及其他组织等。在 20 世纪 90 年代疾病治理（照护管理的前身，重点关注单一疾病）繁荣发展，以及由产权支付方接管照护协调的背景下，现有的各种法规使医疗卫生服务提供方难以形成健全的照护管理机制。

然而，如今的医疗卫生服务提供方所做的努力与照护计划并不协调一致。当医疗卫生服务提供方的医疗意见没有照护管理团队恰当的管理与之匹配时，消费者会产生不满。照护管理团队也常常不满，因为他们经常无法在消费者行为改变的时间窗口内收到转诊的信息，等他们收到时信息往往已经过期，会错过对患者产生健康影响的时效。

还缺了些什么

尽管有了重大的改善，但照护服务提供仍然是孤立的。在照护服务提供的过程中，我们需要以整合的方式提供统一的数字化和个性化的临床体验。为满足如今医疗保健的复杂需求，我们要组建团队去提供医疗照护服务。我们要从以医生为核心的模式转变为以消费者为核心的模式，并由具有不同能力的利益相关者的团队提供支持。

从供需的角度来看，这也是至关重要的。在美国《患者保护与平价医疗法案》颁布后，参保人数激增并进入医疗保健系统，因为如前所述，该法律使大多数成年人更易获得及负担医疗保险。此外，婴儿潮一代正在参与到联邦医疗保险制度中。但医生和护士的数量却没有相应增加。随着临床医生的短缺，医疗照护的需求远远超出了医疗体系的承担能力——新冠疫情的暴发加剧了这一趋势，并将矛盾暴露在大众视野之下。

现在，传统医疗保健体系的范围正在扩大，我完全同意并支持这一点，但我们的商业模式并不是为了对传统体系进行管理。由于医疗卫生服务提供方面临风险，对人群的健康照护范围正在从健康扩展到社会、环境和行为支持等多方面。婴儿潮一代进入退休阶段，慢性病患者和同时罹患多种疾病的患者数量增加，我们亟须一种基于团队的健康照护方法，尤其是对于人群健康而言。

这种转变已有先例。举例而言，在我的职业生涯中，我见证了有肾脏疾病照护需求的高危患者从医院转移至门诊透析中心，甚至部分患者已开始接受家庭透析。类似地，卫生系统将延伸至人们的生存空间内，催生出"家庭急症照护"这一概念，诸如居家照护和家庭版的专业护理机构（SNF）。目前承担着主要风险的卫生系统正在谋求变化，依靠技术将其他慢性复杂疾病的诊疗去中心化。

照护超出了机构范围，就需要使用信息化手段进行纵向联通。当基于价值的照护协议增加了共担风险后，许多医疗卫生服务提供方就希望管理自己的患者。他们可能会向支付方寻求资源和工具方面的帮助，甚至通过重新授权一个平台，通过建立团队的方式来进行合作，从而扩大他们的业务。未来，医疗体系将因积极关注健康（例如预防保健、人类福祉和逆转疾病进程）而获得补偿，所有这些活动都可以减少医疗保健的支出。

2.3.4 系统智能化

过去，在以交易为导向的按服务项目付费模式下，医疗技术的发展需要以复杂的、孤立的信息系统作为支持。这些信息系统的应用需要以大量工作经验和专业知识为基础。由于互操作性不佳，医疗健康数据分散在各个系统中，难以收集、分析和深度应用。虽然互联互通和低成本数据存储等技术如今已遍地开花，但只在近期才发展到一个新的高度，从而有坚实的技术基础可以支持并推动云计算在医疗领域的运用、互联互通在远程家庭照护中的运用。由于最近互操作性方面的监管政策发生了变化，医疗保健生态系统预计拥有更多数据，从而丰富整个行业可读的可操作信息。我们如今大概正在经历一种转变，从信息"搁浅"于一座座孤岛，转变为联合体内的多家单位可以从整合系统中获取数据。人工智能技术在医疗健康领域的应用是一个重要创新。人工智能的医疗应用结合了人类行为和心理学科学，通过正确的渠道在正确的时间提供正确的信息，从而帮助消费者实现健康目标，包括从缩小照护差距到提醒健康饮食的各个方面。在他们的临床预测因素研究随机对照试验（STEP UP）中，宾夕法尼亚州医学推动组研究了不同类型的行为方法（例如竞争、协作和社会支持）以促进健康行为。他们发现，与对照组相比，每种方法都有助于增加体力活动。接下来，研究小组研究了人群的行为原型以确定哪种促进方法可能对不同类型的人最有效。有趣的是，研究小组发现竞争的方式是最有效的。

当我们考虑智能医疗时，尤其是与数据科学相结合时，我们向个性化医疗迈进了一步。运用数据可以帮助我们对消费者的行为进行分类（例如，识别那些可能需要更多高接触干预的人），行为科学则可以帮助我们了解阻碍消费者健康行为的因素。为了实现这一目标，有的组织正在对行为科学和数据智能分析领域进行投资，以此来确定消费者的偏好和动机，为他们建议最佳的干预措施，从而帮助他们过上健康的生活。

还缺了些什么

个人健康数据有多种来源（见表 2 - 2），随着互操作性和数据源的扩展，人们对个人健康状况的了解将更加全面，到时临床数据只是整个数据范围中的一小部分。

表 2 - 2　个人健康数据来源（依据健康影响因素分类）

健康行为	临床照护	社会经济	其他
吸烟 饮食和锻炼 饮酒及滥用药物 预防保健 性活动 疾病筛查	电子健康档案 实验室信息系统 药房信息系统 影像 医疗津贴	健康素养 安全 经济稳定 家庭和社会支持 营养	空气和水体质量 基因组学 个人设备 传感器

许多技术正在应用于医疗保健系统并具有良好的前景，包括：

- **人工智能**。计算机在执行某些任务时需要模拟、延伸和扩展人的智能，如语音识别和语言翻译、视觉感知和决策。

- **机器学习**。它是人工智能的一种应用，为系统提供了自动学习和从经验中改进的能力，而无须通过访问数据进行显式编程来自行学习。

- **大数据能力**。先进的预测算法强化了这一点，这些算法侧重于群组识别、代码集分析和参考数据管理。

- **区块链**。一种分布式数字账本，由各个节点的记录组成。用于记录多台计算机上的交易信息，因此任何节点都不能在不更改所有后续节点的情况下被篡改。

- **云计算**。使用通过互联网托管的远程服务网络（而非本地或内部）来管理、存储和处理数据，这极大地扩展了容量，并提高了系统的灵活性。

这是令人兴奋的，因为新技术将创造许多机会（见图 2 - 5），促进以下领域的发展：

- 生物医学工程
- 纳米技术
- 3D 打印或增材制造
- 拓展现实
- 机器人

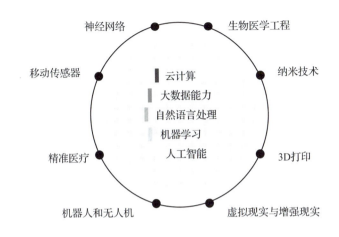

图 2-5 颠覆医疗保健的新技术：新技术在云环境中推动创新发展

集成和可互操作的技术将有助于使消费者能够通过数据和人工智能技术做出决定。消费者将可以访问并"拥有"他们的数据，而临床团队和医疗卫生服务组织将通过支持人工智能/机器学习的技术获得他们需要的所有信息。但我们必须确保系统是对消费者使用友好的。

许多消费者要求信息是触手可及的。他们想要在家中就可以进行医疗健康互动。这意味着消费者需要使用数字技术并与医疗卫生服务提供方共享数据。消费者将同意持续推送和提取个人健康数据，在机器学习环境中运行，提供方将全面了解消费者的健康状况、参与度和日程安排偏好、健康需求驱动因素及对照护计划的依从情况。

为了筛选所有的数据，我们需要与照护中的机器人、计算机伙伴合作，在需要的时候提供最相关的信息。这意味着机器需要在消费者希望参与的时间和方式上向他们发送提醒和通知。例如，对于有心脏病的消费者来说，这可能意味着在用餐前提供健康的食谱，确保对心脏健康的食材已经通过送货送到家里，以及在旅行时确定附近的健身房。对于相对健康的人来说，这可能意味着一个提醒，如让他们接种流感疫苗，或者安排他们的年度初级保健检查，以确保填补照护空白。

从医疗卫生服务提供方的角度来看，这项技术也有助于决策。这是否意味着机器将取代人类？不是的。这意味着临床医生可以与人工智能机器人合作，更快、更准确地为患者诊断疾病，甚至在不良事件发生之前进行识别诊断。这意味着，在确定正确的处方/剂量，或者创建/更新患者的照护计划时，提供方有了工具来进行辅助工作。这是一种合作关系，机器可以帮助提供方完成无趣且重复的工作，也有助于提高照护的安全性和质量。

2.3.5　整体性和包容性

在过去，医疗照护的质量和可用性取决于地区分布和社会经济地位。医疗卫生服务提供方只重视身体疾病的照护，忽视心理健康问题，如精神疾病。现在，随着消费者需求升级、基于价值的价格补偿机制的出现，以及新兴的数字和智能技术的产生，提供方可以拓宽他们的服务范围，走向更专注于预防性、整体照护的未来。

"整体性"指的是考虑个人整体身心健康、预防性照护，以及健康的社会经济驱动因素。"包容性"是指确保所有人都能获得基本保健和慢性病照护，如果无法做到，人们将会在病情无法控制后才进入医疗系统。我们最好是在早期解决疾病问题。早期预防可以阻止或减缓疾病的进程，降低个人的发病率和系统的成本。

还缺了些什么

这一趋势在医疗卫生服务领域正处于萌芽阶段。展望未来，医疗卫生服务提供者将考虑更多关于个人的维度，包括健康的社会经济驱动因素，以及我所说的人类五大公平（生理健康、精神 – 心理、人际关系和精神联系、社会经济和目标）。

- **生理健康**。良好的生理状态是生命的载体。健康照护也正是以此为目标，未来也将持续关注于此，但会更加强调包括身心健康、预防和安全在内的全部状态。当发生疾病或伤害时，整体性照护将从个体化层面解决问题，重视个体差异，从而逆转疾病或使个体从伤害中恢复。

- **精神 – 心理**。大脑是创新的源泉。根据美国国家心理健康研究所的说法，我们需要更好地结合心理和行为健康治疗，而且最好是在相同的临床环境中。患有严重精神疾病或药物滥用障碍的成年人患慢性病的比率更高。虽然初级保健对于患者来说是一个有用的接入点，但它可能不具备治疗急性或严重精神障碍的能力。因此，将心理健康专业人员和身体健康专业人员整合形成团队，是治疗并最终挽救生命的更好方法。

- **人际关系和精神联系**。人际关系是一个人与社会网络中的其他人建立个人、职业和精神上联系的纽带。一个人的人际关系是衡量幸福和成功的重要指标之一。人们与他人沟通和互动的方式很关键。成功的人会与他人一起工作、合作，建立充满诚信的关系，通过行动而非语言来进行沟通。建立良好人际关系的人的早逝风险相对降低了 50%。

- **社会经济**。医疗还将在个人和社会基础上关注健康驱动因素（DoH）⊖。各国都对健康差异和健康公平问题给予了极大关注。在一些地区，健康差异（health disparities）通常被称为健康不公平（health inequalities），指的是可避免的、不必要的和不公正的健康差距⊜，并与健康的 3 个主要因素——经济、社会和环境劣势联系在一起。健康公平是指致力于减少或消除健康差距。追求健康公平意味着为所有人争取尽可能高的健康标准，并根据社会条件特别关注那些健康状况最差的人的需求。从全球来看，健康公平是人权的一部分。健康公平和健康差距相互交织。虽然健

⊖ 另一个名称是健康的社会决定因素（SDoH），但该名称使用得比较少。

⊜ M. Whitehead, "The Concepts and Principles of Equity and Health." *Int J Health Serv.* 1992; 22: 429 –45.

康公平表明健康方面的社会正义（即没有人会因为属于历史上在经济/社会上处于不利地位的群体而被否认拥有健康的可能性），但健康差异是我们用来衡量实现健康公平进展的指标[一]。

- **目标**。为了感觉自己被赋能，大多数人都需要一个明确的目标愿景，以及他们在世界上所能产生的个人影响——也就是个人对世界的贡献。积极地朝着个人目标前进，需要我们制订和实施所谓的"人生战略计划"。在我的经验里，当许多客户意识到自己的目标——如看到他们的孙子毕业、竞选公共职位——与优化健康之间具有必然联系时，也就是我和团队对他进行健康行为塑造的最好时机。第 5 章将更详细地阐述这个问题。要实现健康与目标相联系，人们必须始终如一地满足自己的基本需求。实现这一目标的一个重大障碍是健康的社会经济这一驱动因素。

资源直接影响健康。例如，收入分配最高的 10% 的人群比收入分配最低的 10% 的人群寿命长 5 ~ 10 年[二]。值得注意的是，

[一] Paula Braveman, MD, MPH, "What Are Health Disparities and Health Equity? We Need to Be Clear," *Public Health Rep.* 2014 Jan – Feb; 129（Suppl 2）：5 – 8. https：//www. ncbi. nlm. nih. gov/pmc/articles/PMC3863701/.

[二] Raj Chetty, "The Association Between Income and Life Expectancy in the United States," *Journal of the American Medical Association* 2016；315（16）：1750 – 1766. https：//jamanetwork. com/journals/jama/article-abstract/2513561.

88%接受调查的医生表示，他们的患者中至少有一部分有社会问题（如贫困、失业等），这对他们的健康构成了严重的威胁。这些对健康的影响是巨大的。例如，超过一半的租房者推迟了治疗，因为他们负担不起。人们普遍认为，负担得起的健康保险对于促进健康和控制医疗成本至关重要。它使人们能够在病危之前得到预防性照护和慢性疾病管理。

当提及医疗总成本时，人们通常认为是医疗计划和雇主等成本支付方为医疗卫生服务支付的费用，经常被忽略的是消费者承担的成本。保险费、自付费用和免赔额使许多消费者很难或几乎不可能负担起与他们的健康状况相关的支出。无论是根据报表还是我个人的经验，消费者，包括许多有固定收入的老年人，不得不做出艰难的选择，是选择付房租、买食物还是支付药费。这种情况对消费者的整体健康和经济都有深远的影响。根据《美国公共卫生杂志》（*American Journal of Public Health*）2019 年发表的一项研究，在申请破产的人中，超过60%的人破产的原因之一是医疗账单和健康相关费用负担过大。这些申请破产的人中，大多数人实际上通过雇主、州保险市场或政府项目获得了医疗保险，但保险并没有使他们免受许多未覆盖费用的影响。雪上加霜的是，住院接受治疗或患有反复的慢性病的人很可能会失去工资收入，因为他们需要时间来恢复。

在前面的篇幅中，我们描述了自《患者保护与平价医疗法案》发布以来设立的高免赔额健康计划、健康储蓄账户和其他产

品，虽然这一策略对一些消费者来说似乎是有效的，但对于经济上
更脆弱的群体来说，这具有挑战性的影响。凯撒家庭基金会
（Kaiser Family Foundation）报告了医疗债务者的四种常见行为：

- 70% 的背负医疗债务的人表示，他们不得不削减基本必需品（食品、衣服等）的支出。
- 59% 的人表示，他们不得不动用自己的储蓄，使用大部分或全部储蓄。
- 41% 的人表示，他们进行兼职。
- 37% 的人说他们不借款。

如果人性化医疗是我们的目标，并且我们同意解决健康驱动因素是正确的方法，那么我们还需要考虑个人的财务能力。因为控制医疗卫生服务成本还需要考虑消费者的个人经济能力和面对的挑战。

2.3.6 科学发现

多年来，医学研究取得了令人瞩目的进步，并将继续推动当今和未来的创新。随着全球协作和自动化、智能化的发展，我们预计科学发现的速度将呈指数级增长。

从历史上看，科学发现的成本很高，通常令人望而却步。但随着技术和能力的提高，科学发现的成本降低，相关的成果被组织和消费者广泛采用。以 DNA 测序为例，1999 年至 2000 年的人类

基因组计划花费了 3 亿美元来绘制人类基因组序列的初稿。现在，消费者可以 100 美元到 200 美元的价格从 23andMe 等零售公司购买 DNA 试剂盒，以了解他们的祖先和健康倾向。

在过去的几年里，大量资金的投入将基因和细胞疗法推向市场。信使 RNA（mRNA）天然存在于细胞中，可将静态的 DNA 基因转化为调节细胞生命活性的动态的蛋白质，目前正被开发为人体自身的制药工厂。尖端技术和科研能力的发展将进一步推动这一领域的发展。

如前所述，在技术驱动因素中，人工智能在科学发现中扮演着重要角色，在消费者参与和照护提供方面也是如此。截至 2019 年 12 月，超过 170 家初创公司参与了将人工智能应用于生物制药，其中许多公司专注于新药的发现。这些新方法包括高通量筛选、审查分子库以确定有前景的治疗方法，以及结合远程诊断分析真实世界的数据。这些创新有望更好地评估治疗效果，有助于降低药物开发的总体成本，减少确定合适的试验候选药物所需的时间。

更广泛地说，研究人员正从研究用小分子治疗慢性病转向研究用大而复杂的分子治疗罕见疾病。当我们能够在一小时内以低成本绘制人类基因组图谱，然后根据每个人的生物学和潜在需求定制药物时，大规模上市的疗法就不再有意义了。精准医学已经以肿瘤学特定靶点的形式存在了几十年，但是针对个体的表型和基因型，将会有对许多疾病和状况更有效的精准疗法。向精准医学转变的一个具体例子是嵌合抗原受体 T 细胞免疫疗法的进步。在这种疗法中，患者的细胞被取出，接受抗癌训练，并再次用于帮助战胜疾病。这种治疗的早期结果非常有希望，进一步的研究正在进行中。

还缺了些什么

令我兴奋的是，有朝一日，每一种治疗都可以运用精准医疗和个性化医疗的方法，针对个人身体和需求量身定制相应的治疗方案。一个可能取得重大进展的领域是临床试验。为了更好地了解治疗效果，临床试验需要更加包容。但从历史上看，招募试验对象一直是一项挑战。此外，多样化样本所需的人口统计群体往往被忽视，包括少数民族和妇女在内。正如医疗卫生服务存在获取问题一样，个人加入临床试验也存在障碍。在 2019 年的一项调查中，75% 的患者将结构性障碍和临床障碍作为不参与临床试验的原因。

临床障碍可以通过倡导与患者合作来克服。结构性障碍（例如，访问诊所和获得可用的试验）可以通过提高虚拟健康能力来解决，以便满足收集患者生物特征数据并远程问诊的需求。我们的团队已经在试验方法方面取得了令人鼓舞的进步，我们与制药组织合作，使用远程患者监测和诊断设备，并通过移动应用程序跟踪必要的数据点，以实现参与者和研究人员之间的无缝连接。克服临床障碍的方法是创建信息交换所，医生可以在那里建议患者主动参与临床试验。我们可以使用数字技术将患者与其适合的试验进行配对，从而增加患者治疗及治愈的机会，并增加研究人员获取不同试验对象的机会。该过程类似于网站 Match. com 的匹配模式，而不是应用冗余、过时的试验数据库或者口口相传的方法。

正如第 1 章所述，我的儿子尼古拉斯患了非常罕见的癌症。尽管我们的医生进行了尝试，但他们找不到对这种疾病有丰富经验的医生，特别是对于儿童患者。我愿意带尼古拉斯到世界上任何地方进行治疗，只要能挽救他的生命。通过我的人际网络和拓展关系，我找到了一位医生，他做过一些关于这种疾病的案例研究，并将他的发现应用于美国的一小部分成年患者。虽然他无法直接治疗儿童，但他的建议还是很有帮助的。我不禁思考，如果我们在全球的某个地方能找到一个研究小组——也许在地球的另一边——研究这种罕见的癌症，结果会怎样。想到未来这有可能成为现实，因为如今技术正迅猛发展，无论是成人还是儿童都有可能因此获救，我感到一丝欣慰。

2.3.7 行业模式和原型的转变

在新冠疫情暴发期间，人们无法到医生诊室和医院就诊，因此加速了远程照护的发展。与此同时，政府正制定规则促进数据可互操作性提高，许多人希望这将导致创建一个开放平台，推动跨信息源的数据集连接，使临床医生和消费者能够实时利用数据来提升健康洞察力。虚拟健康正在兴起，为扩大家庭和移动照护创造了前提条件。部分行业已经经历过了数字化转型，从经验中我们可以预见，医疗健康领域将迎来外部参与者的重大颠覆，以及行业原有参与者将开展跨领域交叉合作。

能否满足消费者需求是医疗健康行业变革成功与否的决定性因素。这种变革既会影响老牌医疗卫生服务公司，也会影响行业的新进入者。虽然原有参与者迅速响应，果断采取进攻和防守准备，取得了显著的先发优势，抢占了市场份额，但外部颠覆者也加入到了市场中。从历史上看，外部参与者的风险较小，因为他们蜂拥而至，破坏传统的医疗卫生服务提供方、计划和生命科学公司的布局。传统参与者可以通过从内部创新来推动这种变化，这激励了科技巨头在传统参与者占据优势的领域与他们合作。如果传统组织不积极推动创新，新进入者、技术巨头和初创企业将找到绕过他们的办法。

今天的照护服务系统是不可持续的。太多的患者缺乏获得治疗的机会，或者只能当疾病进展到不可逆的程度时才能被动地受到治疗。未来成功的医疗系统将是友好的和可及的，并拥有数字化和虚拟的医疗渠道。患者将可以访问他们自己的数据，并与照护团队合作，从而优化健康状况。那么，在不远的未来，医疗卫生服务行业将如何转变呢？

接下来会怎样

医疗卫生服务系统在 2019 年已经面临重大的财务困境，尤其是那些拥有大型按服务项目付费模型的系统。在新冠疫情暴发期间，恐慌的消费者不愿意就近前往医疗机构。联邦医疗保险制度和医疗补助制度这两类支付来源本身便具备强大的市场力和议价力，并且如今还在发展当中，再加上基于价值照护方式的不断推进，恐将进一步压缩医疗供应商本就低的利润率。

尽管一流的专科医院将继续应对最严重的疾病，但数十亿美元的医疗卫生服务园区将难以维持盈利。地区医院将面临与虚拟照护、本地化低成本照护和人工智能临床决策模型驱动的照护之间的竞争。领先的医疗卫生服务提供方将不得不思考他们未来的发展方向。拉尔夫·犹大是一位著名的医疗转型咨询顾问，他指出，在职者可以选择前进、创新、自我革新，也可以选择仅仅维持现状，但其他竞争者将从侧面突围，抢占市场。

犹大与同为未来健康思想领袖的尼尔·巴特拉分享了这样一点：从根本上说，可互操作的数据改进了风险分析的过程——我们将更好地了解消费者的风险，并预测他们的健康需求。改进后的风险分析再加上更低的日常照护费用，将使我们未来不再需要标准的医疗保险，原因与我们不再需要投保其他的人寿保险相同。随着价格透明度提高和精算科学的发展，我们将能够准确预测成本。当医疗成本降低到一定程度时，向第三方机构支付保费以抵御不确定的风险将不再有意义。对基本健康、疾病预防和慢性病管理支付的保费，将是和重大疾病、灾难性医疗风险的保费池相分离的，后者是专为重大疾病、意外事件而开发设计的。因此，在未来，我们目前所熟知的医疗保险公司将不复存在。我们可以看到像 Oscar 和 Clover 推出的定制产品正在获得市场吸引力。

它们提供的是针对个人、家庭和企业的定制化产品。与传统的产品相比，这些产品具有更大的透明性和可选择性。重要的是要认识到，其他国家并不像美国一样设置有药品福利管理（PBMs）和健康计划，因为没有这方面的需求。如果现在的健康保险公司不去主动适应市场的变化，它们将面临失去市场份额的风险。

在前文中我们回顾了科学发现的发展，其中大部分变革发生在生命科学领域。如前所述，鉴于传统的科学研究过程消耗的时间成本和经济成本过于高昂，传统的科学研究将不再适应未来的发展趋势。如今我们所熟知的大部分临床研究方法，未来将不复存在。毕竟，临床试验并不是评估药物或产品疗效的完美方法，我们缺少一种能够自动、高效地在大样本人群中评估疗效的方式。将来，去隐私化、开放获取的健康医疗数据将普遍可及，这使合成试验成为可能。我们将虚拟评估某种药物的疗效，而无须传统临床试验所需的海量时间、金钱和患者队列等成本。我们现在正在研发一种信息系统，使患者可以主动加入与其相适应的临床试验中去，从而加快生物制药领域的研究发现。这具有无穷的可能性，因为在未来，生命科学公司可以进行药物创新研发，然后将应用程序编程接口（API）出售给下游制造商，后者根据消费者的个人需求进行定制。

随着可植入、可嵌入和可食用生物传感器、先进机器人及人工智能可穿戴设备的生产和研发不断发展，医疗技术在人类医疗卫生服务领域的作用不断扩大，我们都应该对此感到兴奋。今天的医疗技术在 2000 年是不可想象的，未来这些技术将在更多的场景中应用。未来随时在线的医疗生态系统将依赖于科学技术的不断发展，为居家诊疗、虚拟照护、自动精简模式的药物研发和手术的开展提供工具和支撑。

政府将继续发挥政策制定者和监管者的作用，促进公共安全和卫生公平。例如，政府将投资一些核心基础设施，促进全国范围内实现数据共享和互操作性；推动科学研究的进步；直接承担部分照护工作，特别是对军队成员和农村服务不足的人群；最后，政府还将建立一个医疗安全网络，从联邦医疗保险制度到医疗补助制度，再到儿童健康保险计划，与其他经济体合作，支持有需要的美国人。

这些都是未来很好的发展方向，我们需要把它们结合在一起，创造一个以消费者为中心的生态系统，进行综合、协调的照护。我们的团队能够进入健康行业的多个机构、每个部门，这为我们提供了重要的市场洞察力。我们与各类机构合作，根据之前概述的驱动因素和变革趋势并随着市场的变化，主动和战略性地调配资源以重塑医疗卫生服务提供方式。我们还与部分无法主动变革的机构合作，这些机构要么严重缺乏资源，要么是因为他们的领导层对医疗变革的框架和未来发展方向不甚了解。我常常说："当今医疗卫生服务领域的所有参与者都面临着非中介化的挑战，因此每个机构都需要证明自己的价值，并在未来的医疗卫生服务中灵活变革。"

2.4　在医疗卫生服务变革趋势之外：从过去到未来

表 2 - 3 展示了医疗卫生服务领域的七大变革趋势，并展望了本书其余部分提到的关于"人性化医疗可以给医疗卫生服务行业带来些什么"。

表 2 - 3　医疗卫生服务领域的七大变革趋势

医疗变革趋势	传统的格局	人性化医疗的未来
价值与责任	按服务项目付费 忽略价值 事务型的商业模式 错位的支付方/提供方	以人群健康状况改善为目标，基于体验性价值和成本控制的价格补偿机制，同时与消费者、照护团队和他们参与的生态系统缀连起来。在这些生态系统中，医疗卫生服务消费者被激活，主动拥有自我驱动的健康照护
医疗消费化	患者是被动的，洞察力有限 支零破碎的照护互动 医疗卫生服务行业以纸质病历为主，电子病历可用性有限	即使受到慢性疾病的影响，也要持续参与、了解并关注健康与福祉的优化；患者和照护系统之间拥有可操作的、智能的数据共享，照护团队能够进行个性化响应，并且执行可实时转换到与生命计划相结合的照护计划
照护提供方式	支离破碎的、分场景的照护计划 　以疾病和药物为导向 专注于住院患者 以医生为核心	流动的、协调的；关注健康、福祉、预防；非固定的、无论个人在途或在家；以患者为中心的照护团队团结协作，以文化和系统智能为基础，将个人转化为客户；从关注个人健康转向以人群健康为重点，同时纳入个人偏好；临床医生从关注疾病转向优化健康；照护从机构内转移到社区；利用技术将照护服务从医疗机构内持续连接到移动设备或家庭；与医疗保健相关的应用软件的数量激增

（续）

医疗变革趋势	传统的格局	人性化医疗的未来
系统智能化	复杂的、孤立的信息系统，需要大量的人力、物力来操作 同一时间只能进行单一操作	集成和互操作；围绕价值和风险的生态系统；丰富的、可操作的、连续的、已激活的数据；以人群为基础，结合个人偏好，开展精准医疗；患者的体验流畅，访问简便，并且可以通过多个入口和方式进入；通过信息和人工智能的推动，顾客被赋予自主权，他们拥有自己的数据，因此临床团队也能够得到所有需要的信息，并通过人工智能、机器学习等支持技术显示出来
整体性和包容性	医疗与照护的质量和可及性取决于地理位置和社会经济学因素 专注于疾病照护，对疾病预防的关注度低	容易获得负担得起的高质量医疗；根据联邦和全球规范，在地方、区域基础上关注健康驱动因素
科学发现	知识转化和科学发现的进展缓慢且贫乏	得益于全球合作和机器学习技术，科学发现以指数型的速度发展
行业模式和原型的转变	大量的以医院为基础的供应商和研究组织都采取一刀切的方式	将跨多个部门的模式发展集成到以消费者为中心的产品中

以上所有这些趋势都在影响医疗卫生服务的未来。它们是相互关联的；一些驱动因素和变革趋势正在导致或为其他趋势奠定基础。

一种新路径

为了看出这些趋势在改善医疗卫生的同时还欠缺了什么，让我们回到本章的开头，同时想象如果按照当前的趋势进行演变，这些人在医疗卫生服务方面会如何。

得益于基于价值的价格补偿机制和先进技术，**特蕾莎**现在可以待在家中，而无须转移至价格高昂的疗养院。经改进，特蕾莎所处的医疗卫生服务系统致力于管理其糖尿病、防止其摔倒。有监控者会将任何情况通知给医疗卫生服务提供方。

以上是有利的方面，但她的两个孩子安吉拉和雷蒙仍然难以了解她的健康状况和治疗计划。安吉拉定期看望母亲并告知雷蒙最新情况，但因为他们只了解到母亲所说的情况或安吉拉陪同母亲看病时所了解的情况，他们所能给予的帮助有限。特蕾莎没有现成的方式向她的医疗卫生服务提供方传达她的愿望，所以她仍然容易受到侵犯性的照护行为的影响。如果知道特蕾莎的孩子们可以亲自、远程，或者在经济方面提供帮助，她的医疗卫生服务提供方将从中受益。

与母亲相比，**安吉拉**在孩子的医疗照护方面有更好的体验。基于价值的价格补偿机制和新技术使她能够在一天中的任何时间向她的儿科医生询问父母一般关心的所有问题而无须预约。她希望在照顾母亲和丈夫方面也能得到同样可及的人际关系。她希望收到常规预防性照护的预警信息，例如身体检查和免疫计划、处方补充剂的更新和照护缺口的警报。在理想情况下，她希望能有一个单一的应用程序入口，带有一个整合的显示屏，并且能够深入了解每个家庭成员的健康状况。

安吉拉希望她可以一键为孩子们即将到来的学校体检和疫苗接种安排预约。而且希望显示屏可以在她丈夫 50 岁生日的时候发出简单提醒，安排他的结肠镜检查。她还希望与母亲的居家照护者就她的日常生活活动进行交流。但她的家人使用的医疗系统没有足够的集成度来实现这一点。

通过让健康计划的照护管理者参与进来，**里克**的几位医生给出的照护计划的矛盾问题现在得到了解决。但他仍然难以与女儿沟通自己的健康状况。如果没有简单的方法来了解他病情的变化，女儿就会忙于生活而疏于对他的关心。因此，随着父亲年龄的增长，她无法了解父亲的愿望。这让里克感到不安，也开始影响他的身体健康。

查理也取得了进展。他的骨科医生和心脏病医生通过电话联系上了他，查理得以安全地通过臀部肌肉注射了药物。但随着他步入 90 岁高龄，他无法承受不断增加的药物。他希望保持身体的健康状态，但他需要从他的三个成年子女那里得到更多的支持，而孩子们也无法帮助他很多，因为他们无法获得父亲的健康记录。当他的孩子们试图为他辩护时，他们也感到被医生忽视了。对于查理、特蕾莎和里克，我们需要医疗卫生服务行业将他们（而不是提供方）置于决策和治疗的中心。

为了在这种新的商业模式下取得成功，医疗卫生服务系统必须吸引更多的人。一旦他们吸引了这些新人群，就必须为他们提供出色的体验——只有这样，消费者才会忠于医疗卫生服务系统及其品牌。然后，该系统必须影响个人和人群的行为，以减少疾病和优化健康⊖。

虽然能够吸引大量成员，但医疗卫生服务支付方一直在努力吸引其覆盖人群中的个人。人们并不信任他们的传统医疗保险公司，因此支付方促进健康行为取得的进展缓慢。然而，医疗卫生服务系统提供方仍有希望让个人参与进来，并在支付方失败的情况下管理他们的人群。毕竟，大多数人不会接听来自其健康计划的来电，但当来电显示自己的医生时，他们会争先恐后地拿起电话。他们更信任自己的医生和医生团队，而不是其健康计划。临床团队也更接近个人真实的健康状况，因为他们可以实时访问他或她的电子健康档案，并且临床团队位于社区附近，了解社区资源，而且很可能已经亲自接诊过个人。然而，吸引医疗卫生服务消费者的并不是传统医疗卫生服务系统的一项能力。

大多数医疗卫生服务提供方在医疗卫生服务转型方面仍然只

⊖ 作者为个人和组织提出了健康的定义。对个人来说，健康一词被定义为：由于身体、大脑、人际关系和精神联系的健康而产生的，身体、精神和社会各方面所处的良好和完美状态。这种整体主义在一些人身上得到了体现，他们在获得事业成功和影响力的同时，保持了精神和身体上的健康，因为他们的职业和个人生活与他们的目标保持一致。

采取渐进的步骤。然而，新的环境为新进入者带来了实质性变化的机会。此外，利益相关者正在围绕提高质量、降低风险和降低照护成本进行重新调整和合作。基础设施正在发生变化：医院不断吸收新医生，医院合并，大型系统和健康计划垂直整合，以便更好地管理风险和成本。

　　然而，即使是雄心勃勃的支付方和提供方，也未能实现我们实现人性化医疗的目标。第 3 章将从概念层面阐述个性化医疗，本书的其余部分将解释我们如何随着时间的推移实际应用这些想法。

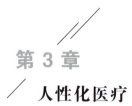

第 3 章
人性化医疗

3.1　做自己的船长

　　1997 年，我远离位于美国中西部的家乡，远赴佛罗里达州塔拉哈西成为一名初级保健医生。我喜欢佛罗里达州，包括一些俚语，例如 "the furtha north ya git in Florida, the deepa South ya are: sweet tea, collard greens, and bless your heart!"（注释：在佛罗里达，你越往北走，就越能感受到美国南方的风情：品一杯甘美的甜茶，尝一尝当地的羽衣甘蓝，享受和煦的阳光与海风!）

　　我的事业发展很快，因为那时我刚从医学院毕业，比大多数来就诊的成年患者都要年轻，于是我和我的患者进行了对话。我想在患者认同我的医疗专业性的同时，也尊重他们对自身健康、躯体和需求的见解。我想把来找我看病的人看作客户，而不是患者。他们会分享关于自己的认知，我会基于我对人体和医疗卫生服务的认识，为他们提供健康方面的建议。

为此，我开发了一种独特的沟通方式，用以与新客户进行初次接触。如今，我相信：依照自己的语言习惯进行对话，可能是促成医护团队与客户理想关系的重要方式。面对每一位新客户，我都会坐下来说：

你是自己的船长；你的身体就是这艘船。你的任务就是要保证你的船（也就是你的身体）处于最佳状态，从而能够带着你走完人生的航程。在我所认知的范围内，你的整个航程中只有一艘船，或者说你只有一个身体。你可能有机会调整或更换其中一个部件，却无法获得一艘全新的船（身体）。

现在的你正在面试我，考虑我是否有资格成为你的"大副"或"顾问"。我精通人体是如何工作的，因而我的工作就是建议你如何照顾你自己的身体。但你才是船长，你有权决定是否执行我的建议。在我们的关系中，我会给你建议，包括：提出相关的照护计划、开具最合适的药物和检查、推荐所需的其他专家；最重要的是，我会向你提出包括预防性照护和改变生活方式在内的健康维护建议。

因为你有自由意志而且是负责人，我不会接任你成为这艘船（身体）的船长。当你为自己的身体执行计划时，我并不会阻止你吃额外的甜品或培根，强迫你服用药物或补充剂，或者代替你锻炼身体。如果我的建议不适合你，或者你总是不接受这些建议，那么你应该解雇我。

那客户是怎么回答的呢？"你不是本地人，是吗？"有一些人再也没有回来。但是，那些选择留下来的人则了解了自己的健康和疾病状况。我们——客户、由客户的亲友组成的支持网络和包括我在内的临床团队——共同努力：

- 与客户保持信息传递，以便他们能对自己的健康承担更多的自控力和责任。
- 调整、提醒、强化和支持个人的转变。

很快，我的日程安排就满了，无法再接收新的患者。我和工作人员所组成的临床团队将客户比作"船长"，以此为焦点，引导我们优化工作方法和流程。虽然我们的患者数量是该地区其他初级保健医生的两倍，但总体满意度得分却高于平均水平。大家认为我与客户相处的时间平均比我的同事们多 8 分钟，然而实际上我认为我所花的时间更少——这一假设是基于我和我的员工如何管理每天的日程和在此期间的个人访问次数。

在我们的医疗关系中，客户被授权成为自己身体的船长；我们的实践也紧紧围绕着这一点。因此，我们的客户被激活，他们清楚地了解自己真实的健康状况和主要的鉴别诊断。我们的临床团队和客户共同制订了他们的照护计划，并解释和记录了我们的选择。与大多数临床场景不同的是，客户对自己的照护计划负责，而我们作为客户的团队成员，则是协助其评估健康结果并随时提出调整建议。通过我们营造的环境和文化，许多（并不是所有）客户都取得了显著的成果。

客户能了解并参与到动态的照护计划之中，不仅能够减缓疾病进展，还可以帮助那些改变了生活方式甚至逆转了疾病的人；对我们来说，这是令人兴奋的。正如我今天所反馈的那样，被最大程度授权的患者回访次数最少，因为他们改善了并更好地管理着自己的健康状况。

让我在此暂停片刻，分享一下我的背景，以便您能更好地理解我的观点。因为职业实践中的成果，我的事业发展迅速。我与两位富有同情心、才华横溢的同事一起建立了一个基于四家医院的乡村医疗卫生服务系统，并成为该系统的办公室主任和急诊科主任。因为这段经历，后来我被任命为佛罗里达州卫生健康管理局的首席医疗官，负责改善公共卫生和政府健康项目。这使我拥有在每年必须平衡的预算下管理大量弱势群体的经验。

那段经历使我第一次萌生了创业的想法，于是我创办了一家数字健康公司来支持有复杂健康状况的人群和残障人士，让他们能够居家生活，并确保资源得到恰当的管理。出售该业务后，我成为一家专注于创新的全球医疗卫生服务公司的医疗主管，而后又被聘为该公司私人股本组织的一项健康计划的战略主管。在这些经历的背景下，我组建了一个团队，创建了 FirecrackerHealth 和"Fuse"平台，作为一个数字照护激活平台（DCAP）。

在 2019 年，我转型成为德勤咨询公司的一位领导者，与同事一起解决了多个与医疗相关的行业问题和客户的问题。我们的团队对健康领域的未来进行了多方面的市场了解和预测，包括对医疗卫生和生命科学在内的所有相关领域，以及医药、生物制药、生物技术和医疗技术等细分领域进行了预估。我与客户和同事们进行了多次对话，并且微调了自己对"人性化医疗"的理解；我在本书前文的"致谢"中感谢了他们中的很多人。

在这些职业转变中，我逐渐拓宽了自己的视野，并将这种由客户激活的方法拓展为一项医疗卫生全面改革计划。我相信，临床团队和消费者之间的这种合作关系，即我所谓的"治疗联盟"（Therapeutic Alliances），不仅将会使医疗卫生变得人性化，而且将使医疗卫生服务行业拥有可持续发展的未来。

从这些经历中，我形成了以下有关健康的基本原理，这些基本原理很重要，可以说是影响本书内容的主基调；我与大家分享这些原理，以便大家能更好地理解我的观点。顺便提一句，我的团队经常称呼我为 DSK，也就是 Dr. Summer Knight（萨默·奈特博士）的缩写。以下是"DSK 健康基础"：

- 我们的人生旅途中只有一个身体。
- 健康是个人的，这是一个私密的问题。
- 健康影响我们的生理、精神和心理层面，也对我们与他人的关系和财务状况产生了重大影响。
- 健康是我们生活的核心。对于大多数人来说，健康是个人成功的最大的贡献者。
- 健康是贯穿一个人出生前、出生、生活到死亡的连续的统一体。

- 如果美国在基础教育中纳入关于保持或恢复健康的培训，我们的医疗卫生体系和经济将受益。
- 如果坚持对个人有意义的目标，人们愿意参与预防或逆转疾病的活动，以及改变生活方式。
- 应该鼓励慢性病或复杂疾病的患者优化自身的健康状况。

正如我在前言中所阐述的那样，我的目标是开创一个全行业的运动，将人性化医疗作为行业文化的北极星。作为该项运动的一部分，我们可以在网络上开展在线对话，讨论上述关于健康的基本原理，以及这些原理应该如何引用到人性化医疗中。

3.2　为什么要使医疗变得人性化

如今，大多数医疗照护都缺乏核心元素——人。弥补这一缺失的元素需要超越本行业的努力，因此一直以来，我始终与医疗照护行业内外的利益相关者分享这一缺失。

因为涉及人类的生命、死亡、创伤和疾病，所以医疗照护行业涉及其他行业不曾体会的复杂层面。在过去的 50 年中，该行业及其商业模式有了巨大的发展。医疗行业的利益相关者在压力之下互动的复杂性着重强调了人际沟通。

医疗卫生服务提供方越来越不能从全面的角度对待患者。在第 2 章中，我们讨论了这一矛盾：拥有先进医疗条件的患者不断涌入医疗系统，临床医生的数量满足不了人们日益增长的健康需求。例如，美国医学院协会的最新预测显示，到 2025 年，初级保健医生（PCP）的缺口将持续扩大至 14900～35600 名。医生们越来越多地报告自己被剥夺了选择权、筋疲力尽、倦怠、不满等。他们并没有从照顾患者的过程中发现预期的快乐⊖。这一情况在新冠疫情暴发期间更加恶化。

为了保护自己免受法律诉讼，医生们已经学会了防御性医疗技术，不幸的是，这会增加不必要的检验、检查，从而增加医疗成本。我们常常会做出武断的、有损尊严的临终关怀行为，这是防御性医疗的结果，并且临床工作流程中常常没有时间在重大事件发生之前让医生与患者及其家属就首选的生死问题进行积极的探讨。这给临床医生带来了损失，也极大地增加了医疗卫生服务系统的成本：我们大约将个体医疗成本的 10% 用在了对生命质量无益的、临终关怀的选择上。而这一禁忌问题将进一步恶化，因为关于是否应该及如何优先考虑延长生命时间，而不是提高生命质量和安宁疗护这一话题缺乏公众对话。

患者及其家属也不满意。他们不了解自己的照护计划，因此

⊖ T. D. Shanafelt, O. Hasan, L. N. Dyrbye, et al., "Changes in burnout and satisfaction with work-life balance in physicians and the general us working population between 2011 and 2014," *Mayo Clinic Proceedings* 2015；90：600 – 1613. doi：10.1016/j. mayocp. 2015. 08. 023.

依从性很差。医疗系统中各参与者间的信息共享不足，并且利益相关者之间的配合度低，缺乏跨系统的整合。

在医疗保险之前，医疗卫生服务基本上是个体户的"家庭手工业"；它仅仅涉及一位医生、一位患者及其家属：医生对患者进行治疗，患者直接向医生支付服务费用。由于这种紧密的联系，医疗卫生服务提供方与消费者可以直接就所提供的服务进行沟通。消费者直接为服务付费，因此他们可以讨论服务的水平和质量，甚至就服务水平和定价进行协商⊖。消费者可能会以最优价格支付诊疗项目（如药物或绷带）的费用，这取决于诊疗项目的供应量和当地的供应商。这种体系的关键之处在于：医疗卫生服务提供方与消费者之间存在有形的联系。尽管以往的这种体系确实有一定的透明度，但由于缺乏临床医生、临床资源和可靠的临床结局，因此并不能说它是万能的。

如今的医疗卫生服务已大不相同，涉及的利益相关方和中介方越来越多，如医疗卫生服务系统、社区利益相关者、监管机构、雇主、医疗保健计划、生物技术、医药、医疗技术和第三方管理者等，交互形成复杂的关系。不同的群体都在努力获取他们所需的信息：医疗卫生服务提供方需要整体化治疗，患者需要依从照护计划，其他人则需要理解报酬或资金交易流。

⊖ 在这种情况下，提供金钱、物资（如鸡蛋、肉等）或服务都可被认为是一种补偿形式。

除了由消费者个人付款的自费情况以外，在多数情况下医疗卫生服务的相关费用是由医保计划、第三方管理人所代表的雇主，或者政府通过诸如联邦医疗保险或医疗补助项目进行支付。医疗卫生服务提供方通常需要获得支付方的授权或许可以确保能够被支付多种类型的服务和程序。大多数医疗卫生服务提供方往往与多个支付方签订了合同。即使是同一个医生开展的同一个医疗卫生服务项目，也常常存在着不同的价格补偿模式，其服务要求和定价各不相同。消费者往往会对账单感到困惑，因为医疗卫生服务提供方可能会根据消费者直接支付的费用发送账单，而后支付方会参与支付合同中的费率，然后消费者会被告知支付差额。

这些账单很难理解，许多消费者都选择回避。我举个我们家的例子。几年前，我们带着我的儿子尼古拉斯去儿科诊所为他注射了流感疫苗，并在离开前支付了费用。几天之后，因为另一个与流感疫苗接种无关的问题，我们带着尼古拉斯回到了那家诊所。几周之后，我们收到了账单，其中记录了我们在就诊期间接种了两次流感疫苗而不是一次。账单总额不到 200 美元。虽然这家儿科诊所已经使用了电子健康档案，但看到电子健康档案出现了这样的错误我感到很惊讶。

后来在与我们的保险公司处理另一个问题的时候，我在电话中提到了这个错误，并且提供了账单以供审查。我的想法是，保险公司可以解决这个小问题，而不需要我们去儿科诊所向某一个人追责。然而，保险公司的这位代表表示，公司不会审查低于

200 美元的账单，因为根据保险计划，公司已经向服务提供方支付了这笔款项，所以该公司不会调查这个问题。虽然这只是个小例子，但它说明了医疗卫生服务中财务问题的复杂性。这个问题动了我们的钱包，因为我们的家庭仍在为未提供的服务支付费用！

让我们从定义开始，深入探讨信息集成不足的问题。信息共享涉及向利益相关方提供个体照护的相关数据。如果没有适当的信息（包括诊断、照护计划、合作计划、药物清单、营养计划等），利益相关方就很难协调一致以确保个体获得维持健康所需的治疗。

至于如何集成呢？多年来，医疗卫生领域创造竞争格局的动力，加上金融模式和监管制度的变化，推动了医疗卫生体系的纵向联盟。例如，一个纵向的联盟可以将保险方、服务提供方和支付方结合在一起。每个单独的、庞大的系统本身都在不断增大，通常会在一个地区或多个市场中占据主导地位。但是，这些系统并没有将活动集成起来，而是允许其内部的各个部门相互独立、各自为战。虽然这些职能可能能够在同一个伞状组织下运作，但在医疗卫生领域，这样的集成有所减少，这就给利益相关者们带来了一种支离破碎的体验。

例如，消费者可能必须借助不同的电子病历系统（EMRs）与来自多个机构的医生合作。消费者可能还需要与多个政府相关部门合作，如医疗保险方、社会服务机构和老龄办等。医疗卫生服务消费者在与他们的服务提供者交流的过程中，常常会遇到困难。消费者会感到服务不连续，这可能会令人沮丧，也可能会导致医疗卫生服务的异质性（或者更糟）。

协调合作针对的是与个人照护相关的组织活动。患者、亲友、一位或多位医生、居家照护、膳食服务、个案管理师、社区供应商、政府部门和私人支付方等的有效合作有赖于充分的信息集成。掌握最相关、最及时的一手数据至关重要，如最新的照护计划。

然而，在大多数医疗场景下，亲属和其他照护者常常不被视作照护团队的一部分。试图促进医疗卫生服务一体化的组织很少会在计划中考虑到患者的家人、朋友和志愿者——但这些人对患者的影响最大，并有最佳的机会支持患者改变行为和遵循照护计划。

照护者也是医疗卫生服务行业长期可持续发展的关键。在第2章中，我们谈到了行业中的危机：由于社会老龄化和日益恶化的慢性病负担，人们对健康的需求不断增加，但现实情况却是临床医生数量逐渐减少。因此，医疗卫生服务行业的核心——服务提供模式，需要将患者的家人、朋友纳入进来，由他们共同组成一支免费的、投资性的照护者大军。

因此，为了使医疗卫生服务人性化，我们需要全面整合并形成一种无处不在的服务文化，在利益相关者需要的任意时间、地点和方式下进行信息共享和合作协调。消费者应该能从他们个人的环境中，如家庭、单位、旅行等，获得各种各样的医疗卫生服务。这一目标的实现需要在医疗卫生服务领域进行一场文化变革，突破在监管、组织和人际关系层面的障碍。

数字健康是实现这一目标的关键因素之一。我们可以为患者提供优化健康的工具，从而也会降低医疗成本并改善临床结局。但只有我们实现了关键的数据集成，才能大规模实现这一目标。当前不便捷、不连续、面对面的交流模式导致了一种支离破碎的医疗卫生服务体验。在这种环境中，临床医生无法与患者建立持续的联系。

对于事务性的照护模式转变为交互性的照护模式而言，技术平台至关重要。但在当前的环境中创建数字集成的虚拟医疗卫生体系成本高昂，并且无法扩展至不同的程序或应用案例中，创建过程又非常复杂；而且由于有很多不同的供应商与合同，因而难以溯源和管理。

消费者和服务提供者的非人性化

一般来说，当人们进入医疗卫生服务系统时往往处于最脆弱的状态——急性发病、受伤或患有慢性或复杂性疾病。而这正是我们当前的医疗卫生服务体系最让人失望的时刻。

在我的儿子的故事中，尽管我是尼古拉斯的坚定支持者，也在医疗卫生方面接受过高等教育，但我和我的儿子同时忍受着医疗卫生服务行业固有的非人性化。不带感情的医生行色匆匆地去看病、参加科会；烦躁焦虑的护士遵守规程，反复确认患者的真实状况：你好吗？你最害怕什么？你感到焦虑或不舒服吗？你感到安全和被关怀吗？我现在能为你做些什么来改善你的情况或你对当前情况的感受？

尼古拉斯和我可能正玩得开心，忘了我们是在医院，而医院的工作人员会不敲门就进来，抓起我儿子的胳膊例行测血压。起初，他的反应是礼貌地要求工作人员在接触他之前先征得许可。这让护士们感到些许不满，他们希望患者能够毫无异议地遵从；这反过来又使某家儿童医院肿瘤科的一位护理管理者感到震惊，她直截了当地告诉我，工作人员可以随时接触尼古拉斯以满足规程要求。这是人性化吗？作为尼古拉斯的母亲，我允许他们治疗他，而不是攻击他。

随着这种情况的持续，尼古拉斯后来的反应完全是粗鲁的：藏起他的手臂，或者在说话时同样无视他们。我们不要忘记，他还是个刚进入青春期的青少年，寻求所有青少年都渴望的自由。突然之间，医院的规程剥夺了他所有的隐私权和自主权。他想要得到疗愈，但他的救世主又恰恰是他的对手：因为他们接近他时，希望他每时每刻都顺从。

每当工作人员进行治疗时，尼古拉斯就会把被子蒙在头上，不仅对工作人员，对我们也始终保持沉默。渐渐地，他的沉默从几分钟持续到几小时，直到最终他在被子下消失不见，在反反复复的访视后，最后永远停留在那里。虽然化疗对他来说很艰难，但常规检查的攻击更是剥夺了他的自主权。那些咄咄逼人的、强迫性的接触对他来说是如此令人生厌，以至于他在心理上就抗拒和回避这些行为，而与癌症的斗争反倒成了次要的努力。

我们也看到，很多对医疗卫生服务系统知之甚少的家庭被医生、工作人员、前台，甚至是收费人员的粗暴回应所困扰。作为临床医生，我们在看病的同时经常忘记的是，我们所认为微小的医疗问题却可能是重大的个人或家庭事件，如骨折、缝合或常规手术。

人们在医疗环境下是很脆弱的，需要一定程度的同情心。有时候，患者和他的家人们看起来很粗鲁、好斗，甚至会退缩。根据我的经验，我了解到这些人中的许多人在其他场合中可能很讨人喜欢，但正是由于我们处理的问题或状况的性质，医疗卫生服务才会令人感到焦虑。因此，前台、呼叫中心、临床医生、餐饮服务和保洁等各种类型的医疗行业的工作人员都需要接受培训，从而能够认识到这些反应的产生是由于人们的恐惧和不可控的感觉，并能够富有同情心地处理患者和家属的这些反应。我的经验让我形成了表达认同、同情的惯用语，比如："如果我来到这里（如急诊室），我会对正在发生的事感到焦虑。你有类似的感觉吗？""如果我的爱人确诊了这种病，我也会为他或她担心。""你还好吗？"

2017年1月2日，我的儿子正要去做手术，收费处的工作人员在等候室通知我们不再享有医保，医保已经被取消了。医院要求我提供信用卡，否则尼古拉斯就不能做手术。这个故事中最疯狂的部分是，尼古拉斯已经处于麻醉状态并失去了意识。我花了45 天时间，亲自联络了健康计划的首席医疗官，才知道这是因为电脑故障造成的，这给成千上万的家庭造成了影响。就是这么凑巧，我的孩子是最危重的一个，而因为手术日期我们又是第一个知道保险失效的。在这 45 天里，我们负债 40 万美元。

最糟糕的是，我们总是在人们最脆弱的时候非人性化地对待他们。此外，虽然健康是一项终身事业，但我们已经失去了维系纵向关系的能力。规模不是问题——其他行业的大公司已经掌握了这种技能，作为他们吸引和维系客户计划的一个重要部分。

这种非人性化的行为也影响到了临床工作人员的士气和身体健康。他们中的大多数人抱着帮助人们的初心进入医疗领域，但在实训和不断的遭遇中，他们逐渐丧失了同情心。一名承受过重压力的团队成员可能会影响其他人。一个刚被训斥过或有艰难遭遇的接待员会心烦意乱，然后对本就感到脆弱和妥协的患者做出粗鲁的反应。这就为接下来医疗访视中焦虑的产生埋下了伏笔：患者坐在候诊室或检查室等待后可能会与临床医生发生冲突。你看到这个形势是如何演变的了吗？

这样的环境对临床医生也有重大影响。2018 年，医师基金会（Physicians' Foundation）对医生进行了调查，得到让人如梦初醒的结果：75% 的医生认为自己有时会有倦怠感；80% 的医生认为自己感到力不从心或超负荷。他们很气愤，因为他们报告说自己平均有四分之一的时间花在了非临床的文书工作上。62% 的被调查者对医学的未来感到悲观，近一半的人计划改变职业道路。有一半的人表示不会建议他们的孩子学医。

自杀的统计数据更是惊人。医生自杀的可能性几乎是普通人群的 2 倍。2018 年，美国约有 400 名医生自杀，间接影响到 100 多万名患者。据悉，在新冠疫情暴发期间，该比例进一步上升。我身边就失去了一位医生，他在我们社区工作，是我们家族的熟人。2020 年，他自杀了。他的家人说，他的职业和病毒给他带来的压力让他不堪重负。

医疗卫生服务具有商业性质。而由于这种服务的性质，患者是"产品"。因为现在的按服务项目付费的模式和不匹配的供需曲线，临床医生很少能够停下来去和患者联系。医疗卫生服务的业务流程里并没有给"同情心"留下时间。鉴于僵化的规定和流程，尽管其中很多与患者安全有关且有必要，但服务提供方只是把患者当成流水线上的零部件，而不是当成消费者和人类同胞。因此，临床医生往往没有时间来表达同情。然而，处于困境中的人们又恰恰需要同情心。

但我们有能力改变这种现状：我们可以在临床业务流程中注入同情心。要做到这一点，我们需要临床医生将数据与人的故事和经历联系起来，采用肯定式指导技术，并融入以人为中心的观念。埃尔卡米诺医院（El Camino Hospital）将改进同情心作为一个重点项目。该医院的绩效改革高级主管克里斯·普拉特（Chris Pratt）说，自从承诺开始改进，医院就发现了 60 多个同情心相关的改进内容。这个项目的开展，减少了一半的投诉，并大大提高了患者满意度。医疗的人性化文化是有商业价值的。

3.3　人性化医疗：行业的北极星

很少有行业能像医疗行业这样对我们的个人生活、家人、朋友产生如此重大的影响。这是一个充满挑战性的环境，但改革的时机已经成熟。已经有很多人在为医疗卫生服务的全面改革付出努力，但还没有人能够治愈医疗行业身患的疾病。它还在精神上、身体上、经济上继续伤害着我们。然而，利益相关者想要的恰恰相反。我们有机会为医疗卫生服务倾注更多的同情心，也就是理解痛苦并希望为之做些什么的人道品质。

将人性化医疗作为行业共同的北极星，将使所有利益相关方受益，包括患者、服务提供者、照护者、管理人员和员工、股东和政府。我们想要在本书中分享的是，一种持续人性化的医疗文化将如何大力改善这个行业，鼓励有才能的人选择从事医疗卫生服务工作，鼓励消费者信任我们所提供的服务。它将促进创新和投资，并改变那些不再为我们的客户（患者、家属和医疗卫生服务支付者）服务的荒诞做法。这是一段漫长的旅程。所有人性化医疗旨在持续改善整个行业，尝试不同的方式，最终实现进一步发展和转型。

为了使这一概念作为北极星发挥作用，我们需要一种新的医疗术语，其中一些我会在这里分享，还有一些将在随后的章节中分享。本章定义了人性化医疗，说明了在实施人性化医疗时的感观，描述了我们将如何促进这种变革，并解释了为使其在整个行业内实现而必须发生的宏观变化：

人性化医疗＝在临床照护的每一点中都体现人道主义

人性化医疗是一个主题性的概念。为了赋予它具体的含义，我提出了一系列的特征。但我们需注意这些特征是如何共同创造出了一种促进照护的文化范式。我希望这些特征能融入我们行业的文化基础。

人性化医疗是关于：

- 修复医疗卫生服务中的人际关系。
- 牢记健康是一种充满情感的个人体验。
- 让医疗卫生服务消费者能够了解他们的健康、疾病、生活方式和照护选择。
- 在医学的自然科学属性中注入同情心和同理心。
- 激活患者——消费者个人及其自然支持网络（家庭、朋友和志愿者），使其成为医疗团队的一部分。
- 使消费者能够获得灵活、高效和可负担的医疗卫生服务。
- 将健康作为一个整体的、全生命周期的路径来考虑。
- 认识到人类的生理健康、心理/情绪健康、精神健康、社会健康和财务健康是相互关联的。
- 创造疗愈环境以实现健康，即使是那些患有慢性病或复杂疾病的人。

这些都是努力实现医疗卫生服务持续人性化的文化特征。这个定义必然是会变化的，因为利益相关方——服务提供方、医疗消费者、支付方、科学家、行为学家和经济学家——会观察和创造一种人性化的医疗卫生体系，检验促进该文化的工具，并报告成功、挑战和失败。我也希望利益相关方能对这些特征进行辩论、挑战、检验，从而对每一个特征进行微调，这样，医疗卫生服务行业就能获得对文化期望的清晰认识。对行话的共同理解将有助于描述人们在人性化环境中的体验。这为我们提供了目标，并根据目标建立框架，从而带来未来持续的人性化医疗文化。

以下段落进一步解释了人性化医疗每个特征的含义。

修复医疗卫生服务中的人际关系

过去，医疗和经济的快速发展导致了非人性化的结果。如今，随着新技术和我们在第2章"驱动力和趋势"中所讨论的变化，我们有了可以在医疗卫生服务互动中建立疗愈关系的工具和经济激励措施。我们尚处于这一趋势的起点。该领域出现了一些领导者，如杰弗逊医疗（Jefferson Health）的首席执行官斯蒂芬·克拉斯科（Stephen Klasko）博士。他说："随着目前技术支持的智能领域的发展，我重视并希望培养有同情心的医生，而不是北美医学院入学考试（MCAT）得分高的人，因为他们不能与患者产生共鸣。"

牢记健康是一种充满情感的个人体验

虽然人们的健康问题对医护人员来说司空见惯，但这种情况却引起了消费者的焦虑。当人们成为患者时，他们正处于一个脆弱的时刻。他们身体的某些方面需要修复，并且他们也为此担忧。医疗卫生专业人员和工作人员必须记住：健康是充满情感的，会给个人带来影响。除了解决患者的医疗问题外，医疗卫生专业人员和工作人员还要认识到一个人的情感需求在治疗过程中的重要性。

要做到这一点，医疗卫生专业人员和工作人员只需询问每个患者一些我儿子很少被问到的问题，如："你最担心的是什么？你觉得舒服吗？现在有什么事情让你感到恐惧吗？"

让医疗卫生服务消费者能够了解他们的健康、疾病、生活方式和照护选择

给医疗卫生服务的消费者赋权的第一部分是在他们需要的任何时间和地点以任何方式向他们提供所需的信息。现在有大量关于健康、疾病、生活方式和这些如何影响个人生活的信息。然而，这些信息似乎并没有以适合消费者情况的个性化方式提供给他们。人们往往不了解或误解了那些可能会对他们的健康状况产生积极或消极影响的信息。

有的时候，人们更容易接受关于生活方式、慢性病和健康照护的信息。给医疗卫生服务的消费者赋权的另一部分就是在他们最容易接受的时候向他们提供有吸引力的信息。

想想这种情况：你已经多次告诉你的女儿车钥匙在哪里，但你的女儿并没有消化这些信息。她可能听到了这些话，但没有理解这些信息，因为这些信息在那一刻与她没有关系。现在她需要借用这辆车，这些信息就有意义了。当你这次告诉她车钥匙在哪里时，她会注意并消化这些信息，以便她能找到钥匙。这是一个简单的例子，但其中的道理与人们有关健康，以及大部分生活信息的记录一样。这样的信息动态性适用于医疗卫生领域。利用数字健康和人工智能，健康团队可以在个人准备消费信息之时、需要信息之处主动提供信息，无论是在家里、在餐厅、在工作场所还是在健身房。

在医学的自然科学属性中注入同情心和同理心

昔日的医学有一种亲密无间、邻里相知的氛围，这是今天的医疗环境所无法比拟的。在过去，美国的医生会去家中照顾患者。随着时间的推移，医疗卫生服务从医生的家庭式产业发展到工业化的服务，并且出现了按服务项目付费模式，医疗卫生服务成本也不断上涨。

在这种模式下，出于经济可行性的考虑，医生必须在一天内会诊足够多的患者才能获得所需的利润。医生和工作人员必须高效地完成"快进快出"的会面。"拜访医生"的日子已经一去不复返了。医生只有极少的时间能用来倾听患者的意见。事实上，在按服务项目付费模式下，没有时间被分配给医生与患者共情；如果医生花了时间，就会损失一定的报酬。

在开发人性化医疗方法的过程中，我学习了罗宾·杨森（Robin Youngson）博士整理的一份研究报告，其中介绍了同情心是如何转化为结局改善和成本缩减的。为什么人性化医疗会给医学带来价值，以下是基于研究的原因分析：

(1) 改变患者的生理状况。富有同情心的非语言交流会直接影响患者的自主神经系统、呼吸和心率变化，可以缓解压力、增加平和感[1]。

(2) 提高患者的依从性。如果医生接受过同理心的医患沟通的培训，患者对治疗的依从性会提高62%[2]。

(3) 减少再入院。得到关怀的急诊科患者，因同样的问题再入院的可能性会减少30%[3]。

(4) 改善血糖控制。评价医生为"高同理心"的糖尿病患者，其紧急入院的概率减少了42%[4]。

(5) 提高免疫功能。得到共情问诊的普通感冒患者的症状较轻、恢复较快、白介素–6和中性粒细胞计数的变化较大[5]，这些可以转化为更强大的免疫力。

(6) 缓解疼痛。经过共情的术前咨询，患者的手术结局更好、伤口愈合更好、吗啡的使用剂量减半，而且能更早出院[6]。

(7) 延长生存期。早期获得共情姑息治疗的肺癌晚期患者的生活质量更好、抑郁情绪更轻、需要更少的干预、所花费用很少，而且平均生存期延长了30%[7]。

(8) 降低死亡率。一位充满爱心的医生比阿司匹林更能减少患者 5 年内心脏病发作的风险，比戒烟更能降低总体死亡率[8]。

（9）改善创伤结局。评价医生为"高同理心"的外科创伤患者，在出院后 6 周报告良好结果的可能性增加了 20 倍[9]。

（10）减少医疗费用。当初级保健医生提供"高于中位数"水平的、以患者为中心的照护时，整个系统的医疗总成本会降低 30%[10]。

具备同情心的思维方式能够被多数患者感知，并且产生疗效。从前台到临床团队再到财务团队，所有医疗卫生工作人员都可以成为创造健康的一部分。当医护人员训练自己提供怀有同情心的介入服务时，他们与患者就达到了另一个层次的疗愈。这也重新点燃了他们为患者服务的热情。在我的儿子经受磨难时，艾比·格林（Abby Green），一位有着肿瘤学和传染病学双重专业背景的医生对我说："正是像尼古拉斯这样的孩子让我想重新回到实验室，去攻克这样的癌症。"

激活患者——消费者个人及其自然支持网络（家庭、朋友和志愿者），使其成为医疗团队的一部分

在第 2 章中，我分享了个人在考虑购买决策时，从患者到消费者再到客户的身份转变。我提出了"自然支持网络"，用来指代由个人的家庭、朋友和志愿者所构成的社会网络。在许多情况下，将医疗卫生服务消费者的定义扩展到单个人之外，囊括他们的自然支持网络是很重要的。原因在于，对许多人来说，健康是一种影响家庭的共同状态。当一个人的健康出现问题时，他往往需要其他角色作为重要的支持者参与进来，如朋友、邻居和其他人。本书中用来描述医疗卫生服务消费者及其自然支持网络的联合体的另一个名词是"家庭团队"（home team）。

为了提高经济可承受性并改善健康结局，我们必须与个人及其自然支持网络共同建立一个持续的纵向关系。这将需要重新设计人类健康方程式的业务和服务路径，在可扩展的水平上创造个性化的支持。这种路径将包括重塑照护团队并应用技术平台，使每位消费者都能够从个人数据和人际网络中充分受益，以实现健康目标。

家人和朋友能够对患者的自我管理产生影响，因为日常饮食、体力活动，甚至压力管理都是在社会活动和社会关系中进行的。患者经常报告说，家庭成员能帮助降低自我管理的压力，对他们的成功至关重要。在智能技术辅助工具——设备、应用程序和社会感知的帮助下，在与自然支持网络的协调下，管理健康事件或健康状况的工作和压力大大减少。消费者有更好的生活质量，更有可能成功地激活他们的照护计划，形成一个进步的、良好社会化的照护计划[○]。因此，让患者个人（消费者）及其自然支持网络（家人、朋友、志愿者）作为医疗团队的一部分，对人性化医疗卫生服务至关重要。

使消费者能够获得灵活、高效和可负担的医疗卫生服务

技术辅助工具对于改善医疗卫生服务消费者的整体体验非常

○ "照护计划"的定义请参见第 7 章"人性化医疗的通俗化阐述"。

重要。这些组件可以帮助实现照护的可及性、灵活性、高效性和可负担性，并协助支持个人的医疗旅程，同时减少混乱和障碍。虚拟健康功能可以从整体上增加获得照护服务的机会。提供方增加服务灵活性的其他方式是延长正常的办公时间、减少等候时间，以及医疗表单数字化。

将健康作为一个整体的、全生命周期的路径来考虑

作为你身体的船长，在生命旅程中考虑自己的健康状况是你的终极责任。你要从整体角度出发，关注和维护你身体的方方面面。如果拖延了任何一个部件的维护，这艘船的整体寿命可能会受到影响。每个人都是独一无二的，你的健康复原力受到一系列广泛的因素影响：从遗传学和家族史到环境，再到经济能力和生活方式的选择（可能还包括运气）。健康是一项终身事业，个人在其中起到自我驱动和管理的作用，这是将消费者而不是医生置于照护中心的另一个原因。

认识到人类的生理健康、心理/情绪健康、精神健康、社会健康和财务健康是相互关联的

比起单一的健康概念，我更愿意将健康视为一种全面的个人生活方式，包括优化健康，无论个体是否受到慢性病或复杂状况的影响。我把健康定义为一个人的良好状态，因为人类生活的五大公平包括：生理健康，精神－心理，人际关系和精神联系，以及社会经济和目标。我在第 2 章的"整体性和包容性"小节中介绍了这个概念。

积极关注这些公平问题有助于个体适应不断变化的环境，以便他们能在人生旅途中持续管理整体健康。当我们认识到这些方面的问题对健康、成功和幸福至关重要时，我们就可以提炼出，在生活的不同时间点上可能处于不平衡状态时，所需要关注的人类公平问题。

我认为，理想的平衡在生活中是不可能达到的。我鼓励人们管理生活的流动性（Flow），即他们能适应不同的环境并朝着积极的方向发展，而不是实现绝对的平衡，因为平衡代表一种完美的状态。因此，健康是指个体生活的流动性，而不是平衡。流动性意味着生活的某些方面在某些时候可能占据着个人生活的首要位置。例如，当我的儿子尼古拉斯生病时，我的生活没有办法达到平衡。然而，我确实通过专注于流动性来应对我们的状况。虽然我们的生活已经非常繁重，但实际情况要求我在尼古拉斯生病时全心关注他。当家人和朋友能够靠拢一点、提供支持，我的流动性就会增加，从而能够处理我生活中的其他部分，例如照顾其他孩子，以及管理我的公司、团队和客户。对我来说，生活流动性和健康的一个指标是，当人们感觉自己正为世界带来变化时，他们围绕着对他们来说很重要的目标来调整自己的工作、事业和个人生活，并保持身心健康。这并不容易实现，尤其是当一个人在健康方面受到社会经济障碍的挑战时。

创造疗愈环境以实现健康，即使是那些患有慢性病或复杂疾病的人

为了真正实现人性化医疗，我们必须放弃一个概念，即个人的特定条件是实现健康的障碍。健康是一个随着环境条件的变化而适应的空间，所以它追求的是流动性而不是无法实现的平衡，这一点我将在下一节中进一步讨论。为了达到这个目标，我们必须应用支持性的工具和技术来鼓励和激活个人。创建一个有力的支持结构，需要我们结合工具、计划和集体行动。通过为消费者提供技术工具来管理他们的状况，辅以相关的信息支持、家庭团队和健康团队的联系，以及一个可遵循的路线图，我们将使他们能够在持续变化的医疗状况下实现流动性。

如果我们每个人，以及我们作为一个社区都致力于使医疗卫生服务人性化，我们将为我们的行业带来文化转型。

3.4　治疗联盟

现在，人性化医疗有了切实的意义，让我们看看人们在实施中如何体验它。在致力于不断实现医疗卫生服务的人性化之后，我们需要一个集体的愿景。我们定义了消费者和他们的自然支持网络。自然支持网络被统称为家庭团队，让患者个人（消费者）和他们的自然支持网络共同成为人性化医疗的特征之一。

工作多年之后，我和同事们得出结论：持续人性化的医疗卫生服务的基础是建立治疗联盟。治疗联盟是消费者和照护团队之间的纽带，它建立在相互关爱的意识、优化健康的核心目标，以及信任的基础上。这是一种发展的和需要长期培养的关系。正如我之前所分享的那样，在治疗联盟的许多积极好处中，在医学的自然科学属性中注入同情心和同理心可以带来更好的临床结局、降低成本，并使每个人——消费者和他们的自然支持网络，以及同样重要的临床医生的体验变得人性化。

创建治疗联盟涉及：

- 将临床团队与家庭团队联合起来。
- 与消费者和他们的自然支持网络的指定人员共享有吸引力和具有可操作的信息。
- 探讨消费者个人如何利用多种方式获得健康。

只有通过治疗联盟，我们才能与关注个人的利益相关方共同成就一个全面综合的照护社区（见图3-1）。纳入自然支持网络是这种新方式的一个关键的细微差别，我们必须要考虑的是医疗卫生服务的消费者，而不仅仅是将其视作患者。但在医疗卫生领域，临床医生常常把一个人看作是一个器官或一种慢性病，并把他或她称为患者，而不是把这个人看作是一个拥有广泛支持网络的个体。

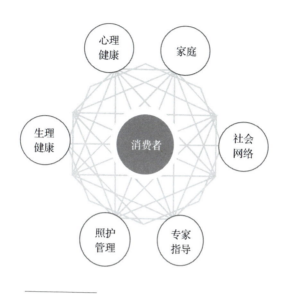

图 3 – 1　治疗联盟

那么这群来自医疗卫生服务行业的利益相关者与个人的自然支持网络是如何共享信息并实现沟通和协调的呢？他们可以使用数字技术来配合他们的努力，在需要的时候与被指定的人分享数据和其他信息。

这些信息将以一种有吸引力的形式出现，使家庭团队能够根据即时需求采取适当的行动。家庭团队也可以就下一步的最佳行动提出问题，并获得针对该消费者的建议。面对受特定文化影响的个体消费者如何利用多种方法来恢复健康，临床团队需要持开放态度。

让我们来探讨这部分的最后一个问题：临床团队是否准备好学习和理解不同的治疗方式。如前所述，健康是个人生活的一种综合取向。医疗卫生服务提供方需要考虑消费者个体是如何将他们的照护指导和其他问题结合起来的，如非急性疾病、压力和其他恶性疾病。这包括以下组合：

- 传统医学：遵循其他主流的对症疗法和骨科医生的建议。
- 生活方式：饮食、运动和压力管理。
- 行为健康：情绪、心理、精神方面。
- 补充剂：维生素、中草药和其他补充剂。
- 补充性健康：消费者出于文化或探索尝试的因素而遵循的方式，如针灸、顺势疗法、灵气自然能量疗法和推拿等。
- 居家治疗措施（民间偏方）。

在佛罗里达州郊区的一个急诊科工作时，我了解到：在美国南方，一些家庭因医疗条件有限，会采用居家治疗措施。我听到一位护士正在分诊一位主诉"pons and risings"（感染和脓肿的俚语）的老人，我了解到他因为使用漂白剂和汽油的民间偏方导致了一些毒副作用，而这是该地区人们解决皮肤感染的两种低成本方法。如果没有探索民间偏方的开放态度，我们可能无法迅速掌握如何解决这个人的健康问题。

消费者经常隐瞒有关非对症治疗的信息，以免被他们的西医医生责备。正如这位护士那样，医疗卫生服务提供方对其他疗法持开放态度，可以建立与消费者之间的信任。整个临床团队也能完整掌握个体的整体照护计划。曾有同事分享说，他们不会整合他们不了解的或认为缺乏科学依据的补充医学（complementary medicine）。当然，大多数医生不会是消费者所选择的所有疗法的专家，也可能不了解不同的治疗模式之间如何相互作用。然而，医疗卫生服务提供方仍须询问消费者是否正在使用其他治疗方式，如果他们正在使用，那么还需询问这些方式与他们关于治疗和健康的文化信仰有何关系。为了建立治疗联盟，消费者必须信任他们的临床团队，并知道在制订照护计划时，自己的喜好会被考虑。

这一点值得强调。让我们加倍关注医疗卫生服务消费者化的趋势，并将消费者视为治疗联盟的核心。在过去，医生是核心的医疗决策者和照护组织者，他们在对待患者时往往很少考虑不同的文化和其他偏好。在完全人性化的医疗卫生服务中，我设想患者是客户，医生是服务团队的一部分，其角色更类似于专家顾问和熟练的程序员。在这个网络中，消费者被赋权来改善自己的健康，即消费者发挥核心作用，而不是医生。

通过使医疗卫生服务变得越来越人性化并建立治疗联盟，我们还能得到另一个好处：我们能争取到客户的自然支持网络的力量，这是一支免费的照护者大军，能够减少医疗卫生服务系统过重的负担。但自然支持网络需要有吸引力和有可操作的信息才能达到效果。他们将与医疗卫生服务提供方一起帮助患者在恢复健康的过程中整合多种治疗模式。

治疗联盟不仅可以通过与人们分享信息的方式来降低成本，

鼓励人们对自己的健康承担更多的责任，而且还可以减少当今医疗卫生领域猖獗的非人性化现象。

医疗卫生服务人性化的结果＝创建治疗联盟

3.5 文化转型

为了促使医疗卫生服务人性化，我们需要转变消费者及医疗卫生和生命科学等行业部门的文化。在接受采访时，大多数人都对医疗卫生服务人性化的愿景感到兴奋，但我们如何从当今的行业现状转变到未来的状态？

我们需要采取一些核心行动，推动组织在医疗卫生服务人性化的道路上前进：

- 创建一种团队照护路径。
- 吸引并激活消费者的自然支持网络（包括家人、朋友和志愿者）。
- 预测消费者何时最容易接受干预，以及如何利用人工智能和情绪智能（Emotional Intelligence，EI）提供最佳照护。
- 将数据与人的故事联系起来。
- 让个人对自己的数据享有更大的控制权，以便在需要时容易获得和分享。
- 将各种照护计划整合到个人生命计划中。
- 积极解决禁忌话题。

- 开发能够有效解决影响健康的社会经济和安全问题的途径。
- 保证医疗卫生服务提供方有时间共情和同情。

让我们深入探讨这些变革性的行动。

创建一种团队照护路径

一位医生的方法无法满足客户在未来医疗卫生领域的所有需求。这种在当前美国医疗模式中普遍存在的、以医生为中心的传统照护模式是不可持续的。这种模式的转变需要重新组建临床团队。一个人的核心照护团队可能包括照护向导（照护领航员）、慢性病健康教练、社会工作者、医生、护士、营养师和运动生理学家等。医疗卫生服务消费者和团队之间的主要联系可能是一位被授权的照护向导；他会协助分诊和协调以保证照护水平最佳，选择最适合当时情况、渠道、时间、地点（无论是虚拟或现实的位置）的团队成员。所有这些都与谨慎的财务管理相一致。

为了提高这种转变的效率，临床团队需要加强与医疗卫生服务消费者及其家庭团队之间的联系，以促进更好的、融入日常生活的照护。临床团队需要新的工具来覆盖个人团队中的所有成员，最终跨越健康连续体的所有方面。临床团队和家庭团队的组合结构能够对个人实施全方位的照护，无论是在机构中还是在家里、工作中或旅行中。随着通过新模式和新技术获得照护变得无处不在，初级保健和急诊之间的界限将变得模糊。消费者将随时随地接触到医疗团队。

吸引并激活消费者的自然支持网络（包括家人、朋友和志愿者）

人们生活在家庭和社区中，这种社会网络影响着他们的生活方式。自然支持网络可以在医疗卫生服务提供方介入之前发现问题。例如，如果一个人的社会网络有与临床团队专家互动的机制，许多心理健康问题可以在失控前就得到解决。通常情况下，让所有的利益相关者参与进来，分享并获得信息，并且在照护中合作，是非常关键的。

这意味着我们需要为消费者个人、临床团队和自然支持网络（由家庭、朋友和志愿者组成）之间的互动提供必要的工具，能够将利益相关者分为不同的级别。有了一个促进健康的系统，个人网络中的人们可以有组织的方式共同为消费者的利益做出贡献，并最终创造出医疗卫生服务系统无法单独创造的效率。

预测消费者何时最容易接受干预，以及如何利用人工智能和情绪智能提供最佳照护

压力、焦虑、抑郁和睡眠不足会严重影响健康，但我们很少会衡量这些因素。我们也没有使用情感因素的模型来给一个人的健康"打分"。将这些因素纳入健康的概念至关重要。这样我们就可以在消费者准备好改变的时候，利用人工智能驱动的定期调查和个体反馈对他们进行充分评估，并将其转移到合适的地点。例如，数字机器人与人类互动，鼓励消费者执行下一步最佳行动或计划。早些时候，我们分享了关于人工智能促进健康的研究进展。我们还需要兼具准确"阅读"消费者个体的能力，以便始终如一地为其提供正确的情感照护方法。

将数据与人的故事联系起来

数据是使医疗卫生服务体验成为一种人性化体验的关键，也是将服务体验与个人故事联系起来的重要因素。凭借当前可用数据的广度和深度，我们有能力分析一个人的病史资料，并预测这个人未来要采取的更好的对策。数据可以来自保险理赔、电子病历系统、社会指标、基因组测序、财务指标、社会经济记录、公共记录和个人设备。通过汇集这些数据集、了解消费者生活的各个方面，我们可以为他们的健康提供更明智的选择。通过将个人数据以可消费的方式授权给本人，我们不仅为消费者创造了更好的个性化选择，同时也对他们进行了宣教。

这样做的挑战在于将这些数据集以可消费的形式整合起来，并应用先进的分析技术来创建可操作性输入，以便提供给消费者及其临床团队。目前，数据不是归个人所有或保存的，而只是归与消费者个人有短暂关系的机构所有。每种数据类型都有众多来源，即使在同一个机构内有时也会有多种数据源。我们需要继续打破这些孤岛，使消费者个人能够使用这些数据。

让个人对自己的数据享有更大的控制权，以便在需要时容易获得和分享

数据是医疗卫生服务转型的基础，但大多数数据都被困在保险理赔系统、临床电子病历系统和药房系统等孤岛中。对于消费者来说,这些数据通常是不可用的,或者不易浏览的。随着人们越来越容易获得和消费数据,我们必须激活这些数据,并从中创造意义,从而让人们采取行动。此外,新的和现有的数据源的结合也很重要。除了传统的医疗数据集,如保险理赔和临床数据,我们现在可以利用全新类型的数据来使个体受益,如基因组、财务、社会和设备数据等。

使这些数据供个人使用的一个重要优势是,个人将有能力与其他临床团队"按下按钮"共享该数据。这在需求凸显时意义重大:例如向急诊室提供信息以用于紧急医学决策;或在卫生系统之间转诊,以确保接收团队全面了解个人情况。

将各种照护计划整合到个人生命计划中

医疗卫生服务有关的照护计划通常是为特定的急慢性疾病所制订的,所以大多数消费者很少参与;即使有参与,也主要是在整体健康计划中。照护计划是医疗卫生服务和社会服务中使用的一个众所周知的概念,通常包括个人的诊断、治疗目标和具体措施,例如所需要的观察和治疗措施。在机构以外的门诊中与所有利益相关者,特别是消费者个人及其自然支持网络沟通照护计划,始终存在挑战。而当情况发生变化,需要更新和改变治疗和其他措施时,这个问题还会被放大。

我们可以将多个照护计划整合为整体的生命计划。生命计划是一个新概念。开发的多维成功项目就是一个例子,在这个项目中,每个人都制订了自己的战略人生计划。继而,我们从来源于不同医疗卫生专家的各种照护计划中添加内容，将其融入个体单一的生命计划中。这是一个使个人健康与其人生追求和生活目标保持一致的好方法。通过帮助个体的健康计划成为其整体生命计划的一部分，我们可以向其分享助力人们整体生活更健康的见解。我们可以分析个体和群体数据，为多种生活场景制订计划。我们还可以通过使用人工智能，采取积极的行动，如删除照护计划之间的冲突信息。

还记得第 2 章里的里克吗？他的内科医生告诉他要多喝水以改善关节的状况，而心脏病医生则告诉他要少喝水以减轻心脏负担。一份完整的生命计划可以向他的专科医生指出这一差异，要求他们进行沟通，以制订有效管理这两种疾病的最佳计划。

积极解决禁忌话题

社会上充满了禁忌话题，这些显而易见的话题我们却很少讨论，因为它们让我们感到不舒服。我们认为禁忌话题是混乱的、恶心的或危险的，而且我们往往缺乏解决禁忌话题的工具，或者担心风险。

在医疗卫生领域，这些话题可能意味着人为造成的、医疗卫生服务系统没有准备好解决或纠正的漏洞。因此，这些话题往往被封锁起来。我们不会处理或管理它们以防未来的问题发生。

通过积极处理这些话题并消除与之相关的负面污名，我们可以从整体上给个人赋权，让他们为自己创造更好的结果。医疗卫生领域中的禁忌话题包括临终、性行为、家庭安全、财务安全、成瘾和疼痛管理等。大多数患者的医疗费用花费在生命的最后一年；其中大部分照护措施往往是患者不愿意接受的。例如，如果我们与庆祝生命的开始那样庆祝生命的结束，会怎么样？这将开启家庭对话，讨论死亡可能产生的影响，并预先做出相关的重要决策。

开发能够有效解决影响健康的社会经济和安全问题的途径

在第 2 章 "整体性和包容性" 中，我们探讨了健康的社会经济驱动因素，以及健康差异和健康公平之间的交织关系。与健康有关的社会经济需求包括：住房不稳定、无力维持公共设施和无家可归；食品不安全导致饥饿和营养不良；缺乏可负担的或安全的交通；缺乏通过就业或教育机会获得稳定收入，如完成高中学业和接受职业技能培训；无法获得互动或支持的人际关系；人身不安全，如家庭或环境中的人际暴力。面临上述这些问题的人将更难管理他们的健康。

随着医疗卫生服务行业范围的扩大，并以资本化和基于价值的制度管理人口，越来越多的投资被用于解决患者和医疗机构参与的社区的社会经济需求。最近，越来越多的人倾向于筛查健康差异和社会经济因素，并建立干预路径。计划的推进往往需要卫生健康部门和社会服务部门的共同努力，从而解决诸如与社区卫生助理之间的社会隔离问题，减少消费者再入院以及人际暴力并发症。2020 年夏季，由于对种族挑战和新冠疫情影响的关注激增，我们的团队一直在与各种类型的卫生健康和生命科学行业客户保持合作，以便解决多样性、包容性和健康公平的问题。领导者通过使用数据来确定目标、解决需求和衡量结果，并将这些议题作为其组织的首要任务。

保证医疗卫生服务提供方有时间共情和同情

人们有很多理由选择从事医疗卫生领域的职业，但一个共同的动机是帮助他人。他们与患者及其亲友的互动对他们的工作参与度至关重要。但是，与酒店业或零售业等以人为本的市场不同，卫生专业人员没有接受过迎合消费者的培训。但我们可以通过各种方式达到目的。

总体来说，我们应无时无刻将不断促进医疗卫生服务的人性化作为一个文化目标。我们可以自动完成某些任务，以减少行政负担；创造数字沟通和面对面交流的机会；改变工作流程让医护人员有时间关注消费者；对医疗团队进行同理心和同情心的培训。

文化转型是富有挑战的。在组织层面上，它需要领导层认真地反复重申、管理人员有策略地执行，以及机构内部人员的承诺。

3.6　人性化医疗所需的宏观变化

前文概述了我们从个体层面到组织层面可以采取的行动，并且这些行动使医疗卫生服务更加人性化。但是，整个行业层面还需要宏观的改变，例如：

- 变革管理以增加人文关怀的机会。

- 数字健康的开放应用。

- 校对随访患者的个人健康信息。

- 数据的互操作性。

- 付款方式的新生。

- 制定公共政策，评估人性化医疗。

- 解绑纵向联盟，依据人群和个体社会经济需求分配资金。

- 即使受到慢性病或残疾的影响，消费者也承诺要优化自身健康状况。

为了实现以上目标，我们需要结合政策、技术和工作流程的改变，推进激励措施的合理化，让医疗生态系统的合作伙伴以人类认为重要的方式来提供照护。让我们探讨其中的一些话题。

变革管理以增加人文关怀的机会

临床工作和业务流程的重新设计仍有很大的改进空间。融入积极的变化是富有挑战的，人们往往安于舒适的现状而抗拒尝试新事物。但人们必须不屈不挠地克服在此过程中的困难。例如，在新冠疫情暴发之前，虚拟医疗的报销很有限。但新冠疫情暴发后，隔离要求使提供基于远程医疗的照护变得至关重要。

数字健康的开放应用

正如在技术驱动和系统智能化趋势中所指出的那样，数字健康正在取代传统的实体医院成为新的医疗卫生服务基础设施。其他行业，如零售业，已经存在这种转变：消费者既能与品牌进行虚拟互动（通过应用程序在线互动），也能在实体场所内购物。有意思的是，尽管消费者获取医疗卫生服务的需求可能更紧迫，但他们线上购买家居用品或服装的速度却比访问临床团队更快，有时消费者会在反复申请后等待数小时至数天才能接触到医护团队，这种情况在零售业却很少发生。

因此，我们需要更开放地应用数字健康，在某一指定层面上将所有利益相关者联系起来，从而获得和分享可操作的数据和信息。只有这样，我们才能确保人们能获得他们需要的信息和照护服务。

校对随访患者的个人健康信息

一个备受争议问题是：如何从多源数据中形成个体的健康记录，用于诸如看急诊或接受紧急照护、咨询专家，或者仅仅是消费者及其临床团队管理照护时将所有信息汇集在一起。最好的情况是消费者的健康记录有许多数据来源，包括临床、保险理赔、当地人口统计和健康公平相关信息。一个巨大的威胁在于：数据是在个人不知情的情况下产生的。因此，单一的数据仓库作为建设目标并不确切，而应该是数据校对。关于纵向个人健康档案（LPHR）最终可能会是什么样至今仍在探索；在其中，消费者将"拥有"一套完整的记录，并允许临床医生和其他人访问。随着卫生健康类应用软件等工具的应用，个人数据变得无处不在，而我们的目标是让每个人都能访问自己的健康数据。2019 年，通过与 14 家大型医疗机构合作，苹果健康应用（Apple Health）开始参与解决如何连接消费者与他们自己的电子病历系统库。

数据的互操作性

幸运的是，在过去十年中，我们已经看到了关于数据互操作性监管的进展，包括 2021 年的重大转变。这是为了解决数十年来始终存在的问题：数据被储存在各自独立的仓库中。即使在同一个机构内，由于遗留系统的存在也面临着诸多互操作性的挑战。即使当前医疗卫生服务行业正向基于价值照护关系过渡，不同照护计划和服务提供方等组织间的数据共享仍然发展缓慢。基于价值照护模式发展缓慢的部分原因是财务系统的数据和分析能力不足，如消费者实际接受了哪些服务、图像和药品，以便服务提供方能全面了解消费者是否遵循了他们的照护计划或咨询了几个不同的专家。大部分信息可以通过分析理赔数据得到。

当前，一个首要目标是确保数据可以很容易地传输给消费者，从而促进临床团队和家庭团队之间的沟通。我们需要各系统根据群体和个人需求，对其纵向联盟进行分类并共享数据。然而，在没有政府干预的情况下，这项工作的进展十分缓慢，以至于扼杀了创新、无法满足消费者的需求。解决方案的一部分是创建基于标准的应用程序编程接口（APIs），例如当前发展势头强劲的快速医疗互操作性资源（FHIR）。

最后，我们需要将消费者个人产生的这些额外信息纳入纵向个人健康档案（无论是医疗还是社会经济数据），并使用先进的分析方法来呈现可操作的趋势变化。这需要个人设备和医疗设备间具有互操作性，而这取决于互联互通，包括适时的医疗级互联。

付款方式的新生

我们在第 2 章中花了一些时间讨论了这个复杂的话题。虽然基本的预防保健是保持长期健康的关键，但目前的支付模式对这项服务的报销几乎可以忽略不计，除非与手术有关。目前仍没有解决这个问题的灵丹妙药，即使是基于价值照护模式的计划对此也没有什么根本性改变。一个重要选择是对医疗保险的重新思量。我们已经反复考虑过一些计划，也尝试过一些方案，如为初级保健和预防保健服务提供标准的统一费率，将医保份额留给高危的慢性照护服务、意外疾病、伤害和灾难性事件。

我们还需要支持变更执业地点的支付模式，如远程照护服务作为一种可行的服务提供方式，应考虑实施和培训的技术成本。

制定公共政策，评估人性化医疗

在实际中，一些现有的法律法规阻隔了医疗卫生服务中的人际关系。虽然我们在第 2 章中指出了符合市场反应趋势的立法变化，但以人性化医疗的视角向前推进是至关重要的。这可能需要我们重新思考美国的《健康保险便携性和责任法案》和有意义使用（Meaningful Use）原则需要如何转变，从而支持与消费者的自然支持网络共享。法定的（电子健康档案）保证了更好的医疗卫生服务，但在实践中也阻碍了治疗的整合。这些法规的实施汇集了这么多的资源，我们如何从这些经验中吸取教训、走向未来，从而更好地实现医疗人性化？

解绑纵向联盟，依据人群和个体社会经济需求分配资金

最后，我们需要将资源从纵向联盟中解绑出来。例如，允许政府项目和医疗卫生服务资源的流动，可使我们根据人群需求来分配资金。我们应该给予服务提供方自由，以支持性的报销结构来变革医疗卫生服务。资金和资源分配应该符合个体和群体的共同需求，例如挑战造成健康不公平的驱动因素。在理想情况下，在地方上，我们会看到更多的将资源整合起来的方案，用以解决个体的综合需求，如健康、社会、安全和财务等方面的问题。

即使受到慢性病或残疾的影响，消费者也承诺要优化自身健康状况

为了获得这种承诺，我们需要建立一个以消费者为导向的人性化医疗品牌，让消费者能认可、信任并信奉它。这对于向所有人群、消费者、医疗卫生服务提供方和医疗生态系统中的其他利益相关者传递人性化医疗的信息至关重要。这种方式可以提高他们的能力，激励并激活他们。消费者导向是关键，消费者协会将为改革提供信息和推动改革发展，因为他们受过教育、了解自己需要什么，并能从整个医疗行业获得更多的回应。

通过传播医疗人性化的信息，我们可以实现以下目标：教育消费者；推动改革；将医疗卫生服务从基于交易的模式转变为以激活人为核心。

3.7　医疗卫生服务人性化的价值

如前所述，人性化医疗是一项具有真正投资回报的业务。随着行业的发展，没有任何组织能够完全破解人性化医疗的密码。在未来医疗经济中，以消费者为导向的人群健康和基于价值的补偿机制，将在可测量的基础上帮助解决这个行业问题。这样做将改善结局、降低成本，从而提高净收入。这也将提高消费者和提供方的满意度，从而吸引更多的客户和员工。我们将能够减少人均照护成本，同时改善照护服务的体验。除了经济上的回报，人性化的医疗卫生服务还会因此实现三重目标。

我们还有一个长期但切实可行的医疗人性化标准：建立治疗联盟。这些联盟通过让所有利益相关者站在同一起跑线上，提高消费者对照护计划的依从性——消费者现在会明白他们为什么要吃药。这样做也可能会降低医疗事故的发生率。

本节从总体上勾勒出了人性化的医疗卫生服务。本书的其余部分具体阐述了我们如何能够实现这一宏大的目标。

本章参考文献

1. K. J. Kemper and H. A. Shaltout HA, "Non-Verbal Communication of Compassion: Measuring Psychophysiologic Effects," *BMC Complementary and Alternative Medicine* 2011; 11:132; and L. Pereira, M. Figueiredo-Braga, and I. P. Carvalho, "Preoperative Anxiety in Ambulatory Surgery: The Impact of an Empathic Patient-Centered Approach on Psychological and Clinical Outcomes," *Patient Education and Counseling* 2016; 99(5):733 – 738.

2. K. B. Zolnierek and M. R. Dimatteo, "Physician Communication and Patient Adherence to Treatment: A Meta-Analysis," *Medical Care* 2009; 47(8):826 – 834.

3. D. A. Redelmeier, J. P. Molin, and R. J. Tibshirani, "A Randomised Trial of Compassionate Care for The Homeless in an Emergency Department," *Lancet* 1995; 345(8958): 1131 – 1134.

4. S. Del Canale, D. Z. Louis, V. Maio, et al., "The Relationship Between Physician Empathy and Disease Complications: An Empirical Study of Primary Care Physicians and Their Diabetic Patients in Parma, Italy," *Academic Medicine: Journal of the Association of American Medical Colleges* 2012;87(9):1243 – 1249.

5. D. Rakel, B. Barrett, Z. Zhang, et al., "Perception of Empathy in the Therapeutic Encounter: Effects on the Common Cold," *Patient*

Education and Counseling 2011; 85(3):390 – 397.

6. L. D. Egbert, G. E. Battit, C. E. Welch, and M. K. Bartlett, "Reduction of Postoperative Pain by Encouragement and Instruction of Patients: A Study of Doctor-Patient Rapport," *New England Journal of Medicine* 1964; 270:825 – 827.

7. C. M. Dahlin, J. M. Kelley, V. A. Jackson, and J. S. Temel, "Early Palliative Care for Lung Cancer: Improving Quality of Life and Increasing Survival," *International Journal of Palliative Nursing* 2010; 16(9):420 – 423.

8. J. M. Kelley, G. Kraft-Todd, L. Schapira, et al., "The Influence of the Patient-Clinician Relationship on Healthcare Outcomes: A Systematic Review and Meta-Analysis of Randomized, Controlled Trials," *PLoS One* 2014; 9(4):e94207.

9. S. Steinhausen, O. Ommen, S. Thum, et al., "Physician Empathy and Subjective Evaluation of Medical Treatment Outcome in Trauma Surgery Patients," *Patient Education and Counseling* 2014; 95 (1):53 – 60.

10. K. D. Bertakis and R. Azari, "Patient-Centered Care Is Associated with Decreased Health Care Utilization," *Journal of the American Board of Family Medicine* 2011;24(3):229 – 239.

第 4 章
以人为本的医疗卫生

我在 2016 年发生"地狱之旅"(见第 1 章)的前一天购买的雪佛兰 Suburban 附带免费订阅的安吉星数字平台。每个月，安吉星都会自动发送一份车辆状况报告，提醒我值得注意的车况，更新胎压情况、引擎温度等数据，并提醒我安排下一次维护检查。我并不总是对这些信息采取行动，但我很感激这些更新和提示。如果有需要，我可以把这些数据分享给我的雪佛兰经销商。据我所知，现在大多数汽车制造商都提供这种服务。

上述服务的提供对象是车辆，其使用时间大概是每周几个小时。而我全天候依赖的容器，也就是我自己的身体，却没有同等的待遇。我们具备技术基础——很多人已经开始使用 Fitbit、苹果手表和其他身体传感器将信息推送到云端。如果我们能为汽车健康建立对用户友好的平台，我们也可以为人类健康建立这样的平台，它将产生更深远的影响和更高的投资回报。

问题在于我们的照护模式。随着医疗卫生服务行业从患者直接雇佣社区医生的传统做法，转变为当前由支付方管理群体健康风险的生态系统，人们被定义为群体，以至于个体被商品化。一旦患者被商品化，我们的照护模式就难以避免地转向以医疗卫生服务提供方为中心。

十多年来，患者参与和患者激活一直是"医疗卫生"这个术语的重要部分。然而，具体到操作层面，以医疗卫生服务提供方为中心的照护模式仍然根深蒂固：注重患者参与和激活，而不是消费者参与和激活，更强调患者对医生制订的照护计划的遵守。

正如第 3 章所讨论的，人们希望获得全面的照护方法。当健康产业在基于价值的照护环境中把健康放在首位时，包括消费者在内的所有利益相关者就能实现共赢。这种方法将考虑到人们各个层次的需求，即第 2 章和第 3 章中讨论的人类五大公平。我们还将利用不同的照护场所，包括虚拟场所，随时随地为需要的人群提供支持。并且，我们会利用各种来源的数据建立治疗联盟，让个体的自然支持网络参与其中（见图 4 - 1）。

患者参与和激活的衡量指标被称作患者激活措施，该指标衡量患者自述的知识、技能、行为，以及对健康和慢性病自我管理的信心，并且生成以下调查报告：

- 当所有的事情都完成后，我是自己健康状况管理的负责人。
- 我知道我所使用的每一种处方药的作用。

- 我了解自己出现健康状况的性质和原因。

- 我有信心能在出现新的健康状况或问题时找到解决办法。

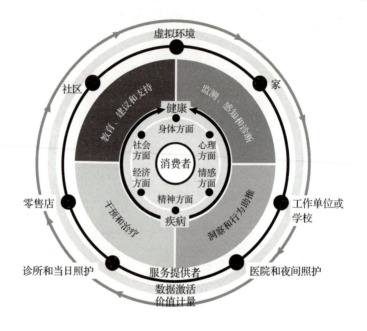

图 4-1 一种面向消费者的新方法

从实践角度来看，患者激活措施 – 13（PAM – 13）[⊖]衡量了患者对其在服务提供方所制订的计划中扮演角色的理解能力。

要实现人性化医疗，消费者必须做得更多。这是我们自己的

　⊖　PAM-13 由 Hibbard 等人根据 22 种项目版本设计。"Judith Hibbard et al.," "Development and Testing of a Short Form of the Patient Activation Measure," Health Services Research, Dec. 2005. https：//www. ncbi. nlm. nih. gov/pmc/articles/PMC1361231/.

身体，而我们已经在自我管理方面掌握了主导权。正如第 3 章"自身健康的船长"中的故事所阐明的，消费者必须雇佣一个他们信任并能进行良好沟通的团队。临床团队是他们健康旅程中的合作伙伴，但听取建议、采取行动，以及最后获取的收益归属于消费者自身。消费者可以提出反对意见，或者干脆不采纳临床团队的建议来展现他们的控制权；然而，消费者必须在他们的健康之旅中自我激活，并接受健康是他们生活中的一个核心部分，他们必须与临床团队和家庭团队一起参与到医疗决策中。为了更有效地参与，他们必须寻求更多的信息，以及对健康结局的控制权。据调查显示，大多数人已经具备了这种意愿：

- 90% 的消费者更喜欢自己掌控医疗决策。
- 64% 的消费者采取措施来了解自己的健康状况，而不是完全依赖医生。
- 超过半数的消费者在不同意医生的意见、与医生意见相悖时，非常或极有可能直言不讳。

本章着重于激活消费者，让他们掌握自己健康的主导权。第 5 章将描述完全人性化医疗与治疗联盟的未来状态。

不过，首先让我们探讨一下，为什么现在迫切需要人性化医疗。第 2 章中所阐述的趋势对于医疗卫生服务行业来说似乎已经足够具有挑战性，为什么我们还要加上第 3 章中列出的愿景呢？为什么我们不让这些趋势先发展起来，然后再追求治疗联盟和其他人性化医疗的元素呢？答案是，我们需要现在就把人性化医疗作为引导产业发展的北极星，而不是在十年或二十年后。第 2 章中的七大医疗卫生服务变革趋势为重塑产业创造了机会窗口，但在医疗卫生生态系统对新的产业结构和流程进行投资后的几年内，这个机会窗口即将关闭。现在是时候向人性化方向转变了。

本质上，人性化医疗是以活跃的人为中心的模式，而不是在第 2 章中讨论的、以医疗卫生服务提供方为中心的现行模式。作为消费者，我们需要置身于医疗卫生的转型之中，这样才能得到真正考虑消费者的变革。我们需要医疗生态系统，尤其是提供方和各项计划向我们提供必要的信息，将医疗过程中多个部分的责任转让给消费者，从而让我们能够像在其他产业和生活中的方方面面一样，成为活跃的消费者。这也正是本节讲述的内容。

4.1　让消费者参与到新的医疗卫生生态系统中

让我们想象这样一个新世界：卫生健康能够自我驱动，并且消费者能够对个体健康结果负责。消费者可以在路途中、家里、工作场所或学校接受医疗卫生服务。消费者在需要医疗照护时，首先要进行在线问诊，并通过信息共享和协调与医生进行虚拟会面；当需要面对面干预时，消费者可以便捷地在当地健康中心得到救助。其中，对于多数疾病或创伤，消费者可以自行在家中解决，只有较为严重的疾病才需要住院治疗。那些对健康要求比较高的消费者，医疗中心和临床团队将根据他们的目标，随时和他们沟通，定期调整他们的生活方式，这类似于安吉星那样的预警系统。

按照目前的习惯，我们对照护的需求主要体现在生病或受伤时。这在一定程度上是因为医疗机构历来都是以疾病而不是健康为导向的，在经济上也更关注疾病状态。就健康而言，大多数消费者倾向于被动而非主动，他们只在生病时将医疗卫生服务产业视为伙伴，而不是在健康的时候。以上状况和极低的消费者参与水平是医疗卫生服务产业的按服务项目付费的环境造成的，在这种环境下，手术和疾病治疗可以获得更高的报偿。过去十年来，立法和法规一直在为健康保险、预防，甚至整合行为健康服务的变化奠定基础。但我们还没能成功创建一个无论受到怎样的健康驱动力影响，都能实现消费者激活的医疗基础设施。正如第 3 章中"人性化医疗所需的宏观变化"一节所指出的，这种转变将要求允许资金跟随个体，而不是由机构代存，这已在诸如"综合性老年健康照护计划"（PACE）等项目中得到证明。

我相信通过人性化医疗，医疗卫生服务产业和消费者将得以在医疗和康复的连续性服务上达成一致。既往研究和经验清楚地表明，预防保健、生活方式的选择和社会支持是长期健康结局（包括成本及质量）的强大驱动力。"3 + 1 关键驱动力"现在正开始重新定位，并奖励支付方和服务提供方，因为他们通过提供预防保健、促进健康行为、识别和干预影响健康的社会经济问题来帮助消费者改善健康状况。实现这一目标的关键步骤之一是，从目前基于疾病的互动转变为持续的互联互通，消费者可以随时随地联系到他们的临床团队。

吸引医疗卫生服务消费者至关重要。只有这样，该行业才能推动消费者以群体层面接受预防保健、筛查和整体健康等最具性价比的医疗卫生活动。只有这样，我们才能及早发现疾病，通过个体洞见和激励来减缓或逆转疾病进程。只有这样，我们才能有效地进行慢性病管理，特别是由生活方式导致的或受生活方式影响的疾病，这些疾病都需要消费者持续调整其生活方式。只有这样，我们才能及早发现消费者主观上的忧虑和客观上的生理指标异常；如果我们对这些主客观因素放任不管，最终患者或将需要看急诊或住院治疗。只有这样，当患者出院时，我们才能让家人和朋友参与进来。这样的参与至关重要，能够确保照护的平稳过渡，并有助于患者及其家人和朋友清晰地理解最新照护计划，防止患者再次入院。并且只有这样，我们才能在当今竞争激烈的环境中，通过展示我们如何精心地照护潜在消费者的至亲之人，先发制人地吸引新的消费者。

即便是在最好的情况下，对最强大的消费品牌来说，用户参与度也是一个挑战。医疗机构必须进行深层次的变革以应对这种情况。他们需要具备在群体层面与消费者互动的能力，此外还需要根据个人偏好，利用移动设备，使得人们在家中、在路上、在工作场所和进入医疗机构时都能获得全天候照护服务。这些同步/非同步的互动需要通过文本、音频、视频、数字应用程序和平台来实现。2016 年，我有幸拜访了托德·罗滕豪斯博士（Dr. Todal Rothenhans），当时他是 Athenahealth 公司的首席医疗官和高级副总裁（现任 Cohealo 公司的首席执行官），尽管我们当天探讨的重点是医疗技术方面的应用，但在临别时他说："医疗卫生服务的最后一公里在于患者参与。"在医疗卫生服务中，患者参与是实现人性化医疗的关键，对于患者治疗和临床医生的满意度都有益处。

4.1.1 谁是当今的消费者

医疗卫生服务支付方和提供方正在努力对患者进行分层并吸引患者，但他们倾向于关注病情最复杂的患者。这样做是为了在资源有限的环境中降低医疗成本，并将这部分患者的风险降至最低。但这些患者是如何病入膏肓的呢？医疗生态系统是否可以进行早期干预，以帮助其实现对疾病的全面预防呢？在未来，我们必须转向激发患者的预防意识。

因此，医疗卫生服务系统需要极大地改变其与所服务的个体和群体的关系。最重要的是，该系统必须突破传统的照护概念，与消费者建立持续的纵向治疗联盟，正如第 3 章所述。这一转变将带来基本的营销概念，即建立客户对机构（和品牌）的忠诚度，从而让他们参与到自身的医疗卫生服务中。为了让消费者发挥积极的作用，我们需要认识到，医疗卫生服务的消费者并不是一成不变的。我们可以通过多种方式来描述医疗卫生服务的消费者。为了方便讨论，我选择了消费者在健康旅程中的参与活跃

度，作为他们对整体健康和健康状况的态度，生成以下的消费者
分类：

（1）**活跃的消费者**。无论是否正罹患某种疾病，活跃的消费
者都会主导自身的医疗卫生。他们对医疗宣教和数字工具（如参
与平台和生物识别设备）感兴趣，如能扩充可得数据、构建鼓
励他们承担更重要责任的临床团队结构，这类消费者会做得
很好。

（2）**参与的消费者**。参与的消费者通常有慢性病，并且愿意
改变生活方式和健康状况，甚至可能抱有扭转疾病影响或治愈疾
病的希望，但他们的反应通常有些迟缓。当他们接受医疗宣教并
学会管理自己的病情和生活时，他们需要临床团队的更多支持。
他们愿意参与到与临床团队沟通的平台中，使用自动共享数据的
生物识别设备等工具，并愿意进一步了解和参与他们的照护计
划。如有能力、适应力和结果等因素的改变，这类消费者可转换
为其他类别。

（3）**未参与的消费者**。这类人也被称为非消费者。将他们列
为这一类别的理由有很多：他们可能觉得自己不可改变，并且否
认疾病会影响他们（尤其是年轻的成年男性）。一些人可能面临
社会经济障碍，如交通问题，并且难以满足其他层次的需求，如
工作时间过长；或者他们可能只是不感兴趣。未参与的消费者可
能有确诊的健康问题，但他们或是不愿意，或是不能够承担/维
持生活方式的改变和治疗。

（4）**被（疾病）打败的消费者**。这些消费者已经放弃了。他们的诊断结果使他们产生了一种压倒性的绝望感。他们认为自己恢复健康的道路困难重重。

（5）**恐慌的消费者**。这些消费者过去常常因为各种原因逃避医疗卫生服务，比如失控、白大褂焦虑症和对坏消息的恐惧。这类消费者的人数在新冠疫情暴发期间有所增加。他们为了躲避病毒，或因为不愿进一步加重医疗卫生服务系统的负担而对医疗卫生服务敬而远之。

这种分类是宏观的、具有说明性的，但并非详尽无遗。然而，每一组消费者都需要以不同的方式激活，并匹配他们独特的时间线。此外，一些消费者可能会根据他们的情况转变为其他类别的消费者。医疗卫生服务提供方和支付方需要与消费者建立新的关系，更多地考虑他们是什么样的人、他们的信仰体系，而这些又与他们的消费者类别及社会结构相关。医疗卫生服务提供方需要针对消费者的情况制订计划。

在对关系足够重视的基础上，以上改变将自然发生。医疗卫生服务提供方必须建立合作关系，而不是长期依赖单向的医患关系。此外，由于医疗卫生经常涉及消费者的其他家庭成员，提供方还必须呼吁消费者建立自然支持网络，使临床团队大部分的照护活动都能得到家庭团队的支持。医疗卫生服务产业需要参考其他产业进行改革，如零售业和银行业，以创造鼓励消费者参与的体验——这也是提供方能够在客户体验领域胜任的因素之一。

我们每个人都是不同的，因此个性化是必不可少的。我们中的一些人有优化健康的动机，而另一些人则缺乏这种动机。我们在关注和改善健康的动机方面也有所不同。一些人对于健康或相关决策持否认态度或寻找借口；一些人处于阻碍解决健康问题的困难境地，如恶劣的工作条件或生活环境、成瘾、经济拮据或不同类型的健康不公平；一些人有意识地选择自己喜欢的生活方式，即便知道它是不健康的。有时这些选择甚至谈不上方便，只是出于我们的拒绝态度、对其影响的不在意，再或者是认为自己拥有战无不胜的体魄。还有一些人，他们过于忙碌而无法照顾自己，或者认为在不良行为对身体造成不可逆的影响前，自己可以在未来几个月或几年内及时改正。

尽管如此，大多数人对于健康和不健康的概念都具备大致的理解。健康包括：平衡我们的摄入和消耗，刷牙和用牙线洁牙以保持我们最重要的身体入口（我们的口腔）尽可能干净，选择均衡且富有营养的饮食，摄入足够的纤维以保持肠道健康，锻炼包括心脏在内的肌肉，通过学习、社交、恋爱和保持平静来锻炼我们的大脑。我们对于什么是不健康的也有一个大致的概念：吸烟（包括电子烟）、暴饮暴食、饮食缺乏多样性、食用低营养和油炸食品，以及沉溺于酒精和其他毒品。至少在青年时期，我们大多数人就已经接触过这些概念。

为了激活消费者，我们必须有相应的系统以迎合他们的个人观点、偏好、当前能力、健康状况和家族史、获取资源和兴趣点

（或好奇心）的能力，以及对医疗卫生系统进行改变和采取行动
的意愿。这就要求我们在今天的医疗卫生领域做出巨大改变。我
们所需的系统要支持基于偏好的沟通、基于个性和行为的消息/
脚本和所有来源（医生、照护管理、协调人员、实验室、放射
科、保险和账单）的纵向照护记录。为了帮助消费者追求健康、
迅速解决疾病或伤害，以及更好地控制慢性病，可靠的信息至关
重要。

对于那些拒绝接受帮助或否认自己健康状况不佳的消费者，
比如未参与的消费者或被（疾病）打败的消费者，我们需要通过
行为分析来识别他们，以便提供差异化的方法。这些解决方案可
以对患者的反应（或缺乏反应）进行筛选，并指出他们在这个筛
选范围中的位置，然后帮助他们制订适当的干预措施。

正如第 2 章所述，医疗卫生服务系统必须迅速获得竞争力，
并获得量化的投资回报。随着时间的推移，治疗联盟将吸引并说
服消费者采取更健康的行为，这将减少他们对高成本医疗的
需求。

我们的目标是让活跃的消费者不要等到身体出现棘手问题时
才寻求治疗。相反，他们将拥有一个始终在线且可及的健康团队
来为他们提供关于健康的见解和支持。与今天使用回顾性数据的
被动照护相比，消费者更希望得到包含预测性数据和个性化建议
的前瞻性照护。

4.1.2　消费者参与：从不定期的互动中创造持续的互联互通

尽管研究和经验清楚地表明，预防保健、生活方式和生活的社会方面是长期健康的强大驱动力，消费者仍习惯于主要在生病时寻求照护。而医疗机构的历史定位，以及关注疾病而非健康的经济侧重点进一步加剧了这种消费者行为。医疗机构不仅倾向于被动，而且历来也在消费者营销和参与方面缺乏能力。他们需要极大地转变与所服务的个体及群体的关系。最重要的是，他们必须突破传统的照护流程，与消费者建立持续的纵向关系。

这一转变将带来基本的营销概念，即建立客户对组织（和品牌）的忠诚度，从而让他们参与到自身的医疗卫生服务中。医疗卫生服务行业需要参考零售业等其他行业，以创造鼓励消费者参与的体验——这也是提供方能够在客户体验领域胜任的因素之一。

由于付费模式正在从按服务项目支付向基于价值的补偿机制的转变，医疗卫生服务系统必须迅速且智能地发挥以上胜任力，获得可量化的投资回报，如消费者黏性。系统需要吸引并说服消费者采取行动来改善健康、解决疾病和损伤问题，以及以减少高成本医疗需求的方式严格控制慢性病。

当前，大多数人只是偶尔与他们的临床服务提供方联系。在我的实践调研中，将预防和健康放在首位的健康人群每年联系服务提供方的时间平均为两个小时，占每年总时间的0.02%。相比之下，个体通过互联网及其他在线资源和应用程序（如谷歌医生

等）进行健康相关的互动要频繁得多。随着经济模式向基于价值
的补偿机制的转变，医疗卫生利益相关者希望更好地吸引消费者
并向他们提供精准和正确的信息。这意味着，当消费者需要支持
时，医疗卫生服务系统必须对所有入口（智能手机、平板电脑、
网络和电视）开放，并且必须比当前的搜索引擎和提供健康建议
的社会媒体平台更具吸引力和互动性。医疗卫生服务系统必须以
前所未有的方式提供信息，从而获取客户的注意力，并提供符合
个人偏好的价值。

　　那么医疗机构对此做了些什么呢？MGMA 统计局在 2018 年
的一项民意调查显示，90% 的受访医疗机构为患者提供了获取个
人健康信息的门户网站，43% 的机构接受了患者生成的健康数
据。由于新冠疫情，这些数字现在可能要高得多。然而，美国医
学会（AMA）在 2019 年的一项民意调查发现，大多数（63%）
在 2018 年有过就诊经历的成年人并没有访问过他们的患者门户
网站。那么导致这一结果的阻碍是什么呢？随着越来越多的医疗
卫生信息变得可及，将有一条学习曲线出现。

　　举个例子，尽管电子健康档案门户网站的访问数量有所增
长，但很少有消费者有意愿了解记录中的细节。正如美国国家协
调员办公室的五年计划所指出的那样，这是消费者向健康记录的
"拥有者"转变时需要克服的挑战。通过互联网获取医疗卫生信
息也赋予了消费者更多的权利。社交媒体加强了互联互通，提高
了消费者的朋友和家人对健康问题的参与度，增强了个体参与照

护、采取行动的动机。

技术领域的元老已经通过相关设备进军医疗卫生服务产业。他们已经认识到，创新的技术使人们能够获取优质的医疗卫生服务，以及更好地了解和管理自身健康。从信息的角度，搜索引擎已经改变了人们认为医生"无所不知"的看法，从20世纪90年代开始，患者就带着大量的打印好的调查资料来就诊（关于这一点，我有好多故事可讲）。

第3章阐明了与消费者建立治疗联盟的重要性。这一联盟不仅会带来更高的依从性和更好的健康照护，还会为服务提供方或相关计划打开更宽广的未来客户渠道。这些未来的客户（或他们归属的群体）需要学会成为医疗卫生服务系统中更好的消费者。在医疗卫生服务系统和医疗卫生服务消费者之间建立这种治疗联盟需要双方的互相支持。本节的第一部分重点讨论了为优化关系，医疗卫生服务提供方需要采取的行动，而消费者又可以为该系统提供什么呢？

4.1.3 活跃的医疗卫生服务消费者

活跃的消费者是知情的、参与其中的、自我量化的，最重要的是他们对自己的健康负责。这种责任包括共同制订和遵守照护计划，包括服用处方药、参与随访，以及在家中维持健康的生活方式。他们是照护团队的活跃成员。他们了解自己的个人行为、生活方式选择和社会状况对健康结局的影响，以及为改善健康结局需要付出的努力。

活跃的消费者是互联互通的，能够提供临床来源（如检测、专家和药房）、生活方式和社会活动及生物统计监测的数据——以上数据将被整合到他们全面的数字便携式健康记录中。活跃的消费者将这些信息及其指定的自然支持网络提供给服务提供方，通过数据分析改善健康结局。消费者的重点首先会放在健康和预防方面，接着是通过积极的行为、生活方式和社会经济方面来减少疾病的影响。他们会努力对药物和其他干预措施有一个全面的了解，做出能够平衡成本、质量与个人偏好的明智决定。他们是家庭团队和整个医疗团队的活跃成员。上述这些都是理想的医疗卫生服务消费者的特征。

最新数据表明，医疗卫生服务消费者的行为方式正在改变，例如各个年龄段群体都有人使用可穿戴式传感和跟踪设备（见表4-1）。

表4-1　可穿戴健康设备的广泛接受

分类	Z世代（出生于1997年后）	千禧一代（出生于1982年至1996年间）	X世代（出生于1965年至1981年间）	婴儿潮一代（出生于1946年至1964年间）	年长一代（出生于1900年至1945年间）
使用较多/中等	87%	85%	77%	69%	47%
使用较少	11%	11%	19%	25%	33%
完全不使用	2%	4%	5%	7%	21%

但即便是针对最理想的消费者，系统的用户采纳水平也尚不足以实现这一目标。医疗卫生服务系统如何才能最好地支持消费

者做到这一点？答案要从照护服务的卫生健康变革趋势开始，但正如第3章所述，它必须在人性化医疗这颗北极星的引导下更进一步。

4.2 转变关系

许多专家认为，照护服务的转型，特别是从住院照护向流动和虚拟照护的转变，对于降低成本和医疗卫生的可持续发展至关重要。而我认为，这些变化对于推动消费者实现前文所述的愿景也是至关重要的。医疗卫生服务系统需要全面向消费者靠拢。

现阶段更是如此，因为消费者越来越偏爱虚拟环境的便利和安全性。即使在新冠疫情暴发之前，在医疗卫生服务系统的实体机构中进行患者引导也很困难，而现在许多人希望彻底远离候诊室。然而，通过虚拟互联进入系统并迅速有效地获得正确的资源可能更具挑战性。尽管医疗卫生服务系统迅速开发了临时的虚拟功能，但它们现在必须努力扩大系统的规模，更重要的是通过变更管理技术，将虚拟照护纳入本就很苛刻的工作流程和时间表中。

特别是医疗卫生服务系统需要将传统的"施加"于患者身上的医疗行为转变为"合作"模式。例如，在分诊时，临床医生使用健康记录中的数据对患者做出处置和最终诊断。他们将推荐的治疗方案告知患者，然后对其进行治疗。为了建立治疗联盟，医疗卫生服务系统需要转变患者受制于医疗环境的现状，使他们成为医疗卫生服务系统的合作客户。

我了解到，消费者希望以对他们自己和家庭团队都有意义的治疗方式来取得成效。以下是他们的意见：

（1）**分诊**。迅速而有效地对我做出响应，以确定我生病/受伤后需要立即采取的下一步行动。

（2）**数据**。只需按下按钮，无论我在何处，无论对方是谁，我都能分享用于决策的完整数据。我应该能够随时查看我的完整健康记录，并能方便地向他人提供这些信息。

（3）**处置**。帮助我了解自己的健康状况（比如初诊或鉴别诊断），让我感觉自己得到了最好的诊断性照护和治疗方案。

（4）**照护计划制订**。帮助我了解照护计划，这样我就能控制自己的病情或损伤，或者完全解决它。方便对照护计划进行调整，以适应病情、药物或照护者支持和财力等可得资源的改变。

（5）**照护网络**。与我的自然支持网络和指定人员分享我的照护计划，并向每个人同步更新。

（6）**信息**。通过双向持续的互联，让我和我的自然支持网络获得及时有效的沟通、宣教及其他信息。

医疗卫生服务行业的转型需要消费者与医生间的密切联系，这也是人性化医疗的核心目标。成功的关系依赖于合作。医疗卫生服务系统越引入消费者参与，就越能提高他们的忠诚度。消费者越发期待医疗卫生的便利性，以及成本和质量的透明度（目前监管的改革正迫使价格透明化）。他们希望对自身情况有一定程度的控制权，并追求一种有吸引力的体验，在他们应对令人不快的状况时，能够以一种令人舒适的方式得到告知。

由于文化、运营和技术的转变，医疗卫生服务产业要满足消费者的以上需求，"常规业务"的范畴便势必大幅度修改。医疗卫生服务提供方需要实行新的商业模式，通过沟通系统来吸引新的消费者，并与他们建立持续、长期的关系。为了使自己脱颖而出，提供方必须在个性化、基于偏好，以及礼宾级服务水平上为消费者提供分诊决策。他们还必须协调急症照护，开放所有入口（即短信、电话或应用程序），确定下一步需要采取的行动和支持，以应对消费者的疾病或损伤，满足活跃消费者的需求。

医疗卫生服务系统应提供协作工具，使消费者能够获得信息并充分参与其照护，并让他们的整个家庭团队参与进来，为家庭团队提供适当级别、适当视角的信息分享。这包括医疗卫生服务系统和消费者通过所有数字设备，以及可穿戴设备达成的互联互通。这种互联互通将改善照护管理、远程监护和虚拟照护等流程。其中的关键点在于即时推送，让消费者能及时获得相关信息。医疗卫生服务系统希望能够为消费者提供专业知识，从而加强双方关系，推广医疗机构品牌。该系统还希望通过强大的数据收集、汇总和交流功能，使用人工智能和机器学习进行数据分析，最终生成有用的信息。如此，基于可操作数据和适当的信息交换的数据驱动决策系统将得以达成。

因此，服务提供方需要针对医疗卫生服务提供模式、对卫生健康的态度、对基于价值的照护的前期准备和为消费者提供医疗卫生服务方面进行重大变革。尽管第2章中描述的、从按服务项目付费模式向基于价值的补偿机制的转变仍存在不确定性，但服务提供方需要建立自己的品牌，并将消费者参与和照护服务转型作为重点工作，因为医疗卫生偿付模式仍在向技术投资方向偏移。虽然运营和临床文化层面都需要做出重大改变，但这种新模式能够引导医疗卫生服务系统与医疗消费者建立持续的关系（如治疗联盟）。它为品牌推广提供了一个清晰可见的载体，并将医院与消费者，以及更广泛的社群相连接。最后，它在尊重消费者个人偏好的同时，促进了人群健康水平的照护管理和协调。如此，医疗卫生服务产业的商品化现况得以改善。

为了生存，也为了对新的医疗卫生经济模式做好准备，医疗卫生服务提供方正在重新考虑他们的商业模式。他们正在通过兼并和收购扩大规模，组建责任医疗组织（ACOs），并创建自己的保险产品。他们甚至寻求与过去的医疗卫生领域之外的组织（如大型科技公司和初创公司）合作，从而补充和完善他们在互联互通、消费者参与和技术方面的能力。与此同时，颠覆者紧随其后，扬言要大规模改变医疗卫生服务产业，更好地满足消费者需求。

医疗卫生服务系统正在探索如何教育医生和其他卫生健康专业人员为消费者提供更好的体验。随着照护连续性的改善，我们正在为远离医院的家庭、身处其他环境中的人们重新设计照护的方式，并且意识到了降低照护总成本、改善照护的可及性和便利性的迫切性。为了分散医疗卫生服务，管理个体和人群的大量健康数据，合作关系至关重要，这将是消费者参与的关键部分。

服务提供方希望能够与关心自身健康、参与自身照护的忠实消费者达成协作。他们面临的挑战是，如何让更多的人成为活跃的消费者，在慢性疾病加重和产生昂贵的住院费用之前给予干预，最终实现人群健康的双赢结局。提供方的关注重点不是"躺在床上的人"，而是将医疗卫生服务带到消费者身边。消费者与提供方各自的努力最终整合成具备持续性的照护模式，这让消费者感到自己与所有提供方之间形成了牢固的关联，他们的自然支持网络也得以囊括在内，而最终目标则是卫生健康。消费者和提供方都需要改变，正如美国陆军退役总参谋长埃里克·新关将军所说："不喜欢改变的人，往往更厌恶遭受忽视。"

4.3　激活家庭团队

一位 93 岁的参与过第二次世界大战的老兵为我们讲述了他童年的故事。他 8 岁时，母亲因结核病去世，他也不知道自己的父亲是谁，独自一人在结核病疗养院待了一年，最终来到他的姑妈家。他那严厉的姑妈当时 50 岁，养育着一大家子，她在火车道旁边的小房子里抚养他们，17 岁时他应征入伍。你会惊讶于他在早年遭遇逆境后还能如此坚强。我们称呼他为"PJ"，意思是"乔老爹"。

在新冠疫情暴发期间，乔老爹在一个退休社区住了 3 个月，其间他在公寓摔倒了。他是名运动员，奖杯摆满了置物架，所以与许多人不同的是，他花了一整晚挣扎着重新站起来。早上我们联系不上他，便叫了救护车。在医院，我们得知乔老爹患有严重的横纹肌溶解症，这意味着他的肌肉细胞正在分解。如果治疗不当，血液中的横纹肌溶解症会毒害肾脏并导致死亡。在医院住了几天后，我们邀请乔老爹到我们家里进行康复，而不是按计划出院后去往专业疗养院。

因为新冠疫情，医生告诉我们最好让乔老爹坐救护车出院。当他来到我们家时，我们意识到，如果我们把他送往辅助生活机构，即使在良好的照护下，他的身体依旧会很虚弱，命悬一线。而我们对他的照护是建立在我们对他的爱之上的。在家的最初 72 小时是适应期，我们扶着他的头，给他按摩背部。最初的3天，我们轮流陪他，直到他能独自睡觉。

随着医疗卫生服务产业从按服务项目付费模式向基于价值的照护补偿机制的转变，来自其他行业的下一个挑战已经显而易见：通过赋予医疗消费者权利和利用他们的个人关系（他们的家庭和朋友组成的自然支持网络）来推动变革。类似的一个例子是，电话公司通过朋友和家人营销等活动，从最初的产品线中吸引更多的客户。

自然支持网络不仅可以帮助被照护者，还会让大家认识到一个人的健康会影响他或她的家人和朋友。因此，消费者有必要通过与临床团队的沟通，以适当的优先级将家庭成员或朋友纳入自然支持网络。采用自然支持网络的手段十分重要，因为要真正改善健康状况，个体必须付出大量努力。照护计划通常涉及重大的生活方式和行为改变，这是一项艰巨而复杂的挑战（尤其对于生病或受伤的人），并且通常需要亲人的支持。因此，服务提供方必须向客户和他们的自然支持网络赋权并对其进行教育。

毕竟，与患有慢性病或残疾的人生活在一起会对家庭功能造成多方面的影响。积极的一面是，它可以开阔视野，增加家庭成员对自身内在力量的认识，增强家庭凝聚力，并且鼓励他们与社区团体或宗教机构建立联系。消极的一面是，时间和经济成本、身体和情感上的折磨，以及复杂的后勤工作将导致深远的影响。除了与我实践调研中的当事人和他们的自然支持网络合作外，我个人也知道这一点，因为我的一些家庭成员曾患有慢性病，包括住在我家里的两个年迈的亲戚，一位独自在家中就地养老至90多岁的远亲，还有一位患有绝症的孩子。

来自美国医疗改善研究所的两篇文章分享了一个有趣的观点。一位在医院管理领域工作了很长时间的资深研究员吉姆·康威（Jim Conway）说："家长式的照护模式是我们安排自己的方式，这仅仅只是为了完成工作。"⊖但这种模式正日益遭到抵制。

⊖　Institute for Healthcare Improvement，"Delivering Great Care：Engaging Patients and Families as Partners，" 2012. http：//www.ihi.org/resources/Pages/Improvement Stories/Delivering Great Care Engaging Patientsand Familiesas Partners. aspx.

学习成为患者及其家人真正的合作伙伴，与他们共同为自身的卫生健康工作并不容易，也不是仅凭直觉就能做到的，但这方面的压力正在增加。美国医疗机构评审联合委员会（JCAHO）已经与美国医学研究所（IOM）共同制订了患者参与的相关目标。数据显示，拥有强大的自然支持网络的患者比没有自然支持网络的患者有着更好的预后[○]。当人们在治疗过程中得到他人的支持时，他们会更多地参与到自己的照护中。通过我岳父的康复经历，我们家体会到了这一点。有了活跃的照护网络，自然支持者就会热情地参与进来。真正实现健康需要消费者激活，而不仅仅是简单的消费者参与。

4.4　通过多维的解决方案激活消费者

我们如何赋权于活跃的消费者呢？在本节中，我们将讨论为支持赋权必须得到发展的三个关键要素。第一是一个临床团队，这个团队要能够根据个体选择的互动方式，以及个体的健康状况和慢性病状况、心理和行为能力、改变行为的能力和支持系统做出反应。并且，这个团队还需要在管理大量个体的同时，给予单一个体同等级别的关注。

○　Institute for Healthcare Improvement, "Improvement Stories 2017," Cambridge, MA; available at www.ihi.org/resources/Pages/Improvement Stories.

第二是一个平台，无论目前是否出现健康状况，消费者都可以通过该平台获取信息，以优化自己的健康。信息流应该有统一的访问入口，通过逻辑预测消费者需求和初步解决方案，而不是要求他们访问多个组织的门户网站或同一组织的多个应用程序/入口。这种流动、可用的信息必须同时对家庭团队的其他指定人员开放。

第三是照护服务的流动性，包括照护场所、系统性促进健康优化、考虑个体的完整人格，并认识到精神和身体健康的关联，以及社会的互联性和经济的稳定性。

医疗卫生服务系统可能已经具备了其中的一些能力，但要达成群体层面上的全面支持，就需要升级成能帮助识别、分类和优先考虑消费者需求的系统，类似于评估购物者购买意愿并提供信息来帮助他们做出选择的消费品网站。医疗卫生服务系统需要采用类似的客户关系管理系统来跟踪与消费者相关的互动。医疗卫生服务行业需要了解消费者准备何时改变慢性病相关的不良行为，比如心脏病发作后戒烟、接受预防性筛查或进行二次诊断以尽快做出关键决策。该行业需要人工智能等工具辅助预测消费者何时最容易接受干预，以及在何处和如何最好地接受照护。然而，由于医疗卫生技术市场较为狭窄、医疗生态系统的碎片化和医疗行业向来缺乏竞争，我们仍需要付诸努力，将各种技术整合以提供一个完整的解决方案。我们的目标是创造一种统一、连贯的体验，让消费者可以轻松找到正确的方法以满足他们的医疗卫生需求，而这样的目标同时也带来了挑战。

除了即时的照护需求，服务提供方还可以将消费者的各种照护计划整合到整体健康生活计划中，为其提供帮助。这个计划甚至可以探讨照护团队和自然支持网络所忽略的禁忌话题，比如临终关怀的偏好；它可以解决影响健康的社会经济和安全问题；最重要的是，它可以将数据与消费者的个人履历相关联，让服务提供方有更多时间展现同情心和同理心。消费者将有权通过信息和人工智能进行决策，并有权访问其完整的数据集，而照护团队将获得人工智能/机器学习技术提供的所有相关信息，从而支持他们的临床工作。

以上愿景描绘了一个能够获得大多数人（提供者、消费者和支付者）认可的医疗卫生服务产业。在当今的医疗环境下，我们有可能实现这些转变吗？答案是肯定的，通过推进当前的三个关键要素，我们有望实现该转变。第一个关键要素是人文因素，我们需要接受"消费者才是他们健康的主宰"的观念，因为事实本就如此。无论我们内部如何尝试或改进新设计、新手段，消费者的行为最终由他们自己决定。正如我在"自身健康的舵手"这章的对话中向我的客户解释的那样："我不会去你家把你拖到健身房，不会一大早坐在你身边确保你吃药，也不会在晚餐时调整你的菜单。因为你，我的客户，才是最终掌控着自己生命的人。"

第二个关键要素是将消费者及其自然支持网络、家庭团队、临床照护团队进行整合。第三个关键要素是用来通知和协调这些团队，使其形成一个统一的健康团队的数字医疗激活平台。这些我们将在第 5 章深入讨论。

4.5　共同构建

人性化医疗将是一个不断发展的推进式过程。我们需要医疗卫生服务产业激发消费者的责任感，但我们也需要消费者发挥主动性，要求获得更多的信息和控制权。如今，一些消费者正体会到作为活跃消费者的好处。我们看到不同年龄段的人都戴着监测他们活动水平和营养摄入的设备。我们看到，无论是健康的个体还是那些罹患复杂病、慢性病的人，都在维持自身健康方面发挥着积极的作用。我们看到，由于新冠疫情暴发，虚拟医疗卫生服务的交付加快了。我们定义了四种具有独特特征、需求和期望的消费者类型，每种类型都对应不同的激活过程。

但这是一本关于人性化医疗的书，所以让我们关注真实存在的人，而不是这些类别。当真实的人描述他们理想的消费者与服务提供方的关系时，他们看重那些倾听他们、关心他们，最重要的是能够给予他们健康的清晰视角和准确治疗方案的服务提供方。用患者、服务提供方和照护者的口吻来说，可能会是：

- 患者。"让我知道，我不是一个人在控制我的病情，而是有一个包括我的医生和家人在内的团队，在整个治疗疾病的过程中鼓励和帮助我。"
- 医生。"让我知道，我的患者正在管理他们的照护服务，

> 每个人都在共同努力遵守照护计划，消除障碍，并解决可能妨碍照护的社会经济问题。"

- 照护者。"让我知道，每个人都在共同努力照顾我所爱的人。"

沟通与合作能够提升消费者和临床医生的满意度。

现在，许多消费者正在使用科技来监测自己的健康状况，甚至订购处方药。新冠疫情暴发提高了虚拟照护的利用率，我们需要服务提供方在新冠疫情结束后继续采用这种做法。如果这一趋势得以延续，最终将反馈到临床团队的数据中，我们将看到更多人选择在家或在移动场景下使用健康监测设备。

医疗卫生服务消费者对于使用高科技工具获取健康信息的信心正在提升。利用这些信息，消费者可以通过智能系统做出健康生活方式的决策；他们可以获取知识，从而指导自己的照护活动；他们可以在照护计划的制订和管理方面发挥积极作用。因此，作为自己身体的主人，消费者会更有信心参与治疗计划的讨论，甚至当他们持怀疑态度，或对医疗建议/自己在照护计划中的角色存在异议时，与医生分享他们的观点。

如前所述，我选择了以行动导向作为消费者分类的标准。然而，评估一个群体的方法有很多。在 2020 年之前，医疗卫生领域的领导者认为我们不能太快地进入技术时代，因为老年人和更年长的婴儿潮一代会无法适应虚拟就诊。然而，正如我们在第 2 章所看到的，他们对智能设备和社交媒体的接受度很高，因此，远程照护对这一代人来说其实是可以掌握的。

然而，对医疗卫生的掌控也取决于一个人的心态。举个例子，"沉默的一代"是出生在 1928 年至 1945 年之间的人，在我撰写本书时，他们中最年轻的人也该有 75 岁了。婴儿潮时期出生的年长女性回忆起当年，在没有丈夫的书面许可的情况下，她们不能以自己的名义办理信用卡。这些文化影响延伸到了医疗卫生领域，以至于妇女进行生育相关的卫生健康决策时往往需要得到丈夫的书面许可。今天，我们把这些事情视为古老的历史，但它们仍然渗透在许多人的经历和思想中。这就是为什么我们需要对医疗卫生服务消费者、临床医生，以及他们对医疗互动的观点具备一定的了解和敏感度。虽然我们的千禧一代和"Z 世代"的同龄人可能有质疑医疗卫生建议的自信，但相比之下，"沉默的一代"可能还没有做好准备，因为他们一生都在接受家长制的医疗卫生方式。

除了性别歧视和年龄歧视的问题，医疗卫生服务系统也受到种族主义问题的困扰。幸运的是，美国国民已经觉醒，意识到不同种族间的健康不公平，以及信仰、种族和其他因素对照护接受度的制约。因此，我们在努力推动变革时，需要对人文基础多加考虑，以减少和避免健康不公平。理想情况下，我们将创造一个良性循环，在这个循环中，对消费者的赋权将创造市场压力，提升服务水准。将家庭团队和人工智能等技术及高级分析相结合，组成正确的照护团队，将有助于促使消费者进一步承担责任。随着时间的推移，在技术和不断增长的健康知识的帮助下，我们将实现第 3 章中勾勒的大部分愿景。

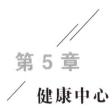

第 5 章
健康中心

在第 4 章中，我们描绘了一幅由医疗卫生服务消费者激活和驱动的医疗卫生服务系统的未来愿景。为了实现这个愿景，仅仅要求医疗卫生服务产业像现在很多人提倡的那样转向以消费者为中心的照护是远远不够的。与此同时，全体消费者也需要承担相应责任，寻求对医疗卫生服务的更大控制权。消费者期待的提升，以及医疗卫生机构对人性化医疗卫生服务模式的进一步发展将共同形成良性循环，促使医疗卫生服务产业向人性化医疗方向转变，并敦促相对落后的机构改变其传统构架。

上述的改革动力一旦形成，未来的医疗卫生服务体系将会如何？其中一种可能是，我们将建设一个全新的医疗卫生服务体系，甚至如同在火星上从零开始建立一个新生的医疗卫生服务体系。随着 SpaceX（美国太空探索技术公司）将人类送往地球平流层之外，以上的想象或许不再是天方夜谭。在本章中，我们将对这个新生的医疗卫生服务体系进行详细的描绘及讨论。然而，人性化医疗的建设并非一帆风顺，相关内容将在第 6 章中进一步解释。

5.1　人性化医疗的相关术语

数字健康、互联健康和虚拟健康等术语通常可以互换使用。为了更好地描述医疗卫生服务行业的未来，我们将对相关术语进行统一。

5.1.1　数字健康

数字健康（digital health）是指数字技术与医疗卫生服务领域的融合（如监护、数据分析与治疗）。未来，数字健康将建立集成的健康生态系统，用以支持临床医生、数据分析师及管理者的工作，最终令个体及全体受益。

数字健康超越了数据配置和流动的技术层面，为数字渠道远程医疗提供了更多必要的信息。此外，它还涉及更具挑战性的医疗卫生服务结构改革，即消费者提出需求，临床医生通过不同的工具满足消费者的整体需求。

最终，数字健康将提供一个完全集成的平台，消费者可以通过多个入口访问医疗卫生服务和相关信息，方便易用。这就要求数字健康不仅仅局限于技术层面，还要包括对用户友好的设计，同时符合医疗卫生服务的工作流程。它必须支持虚拟和实体机构的互动，以及与其他系统的无缝集成。因此，数字健康包括：

- 以人为中心的设计。
- 技术能力，如数据和互操作性、智能计算（如高级分析、人工智能和机器学习）、提供远程医疗卫生服务的工具。
- 临床和业务流程管理。
- 价值链管理。

未来，数字健康将实现利益相关者、流程、价值链传递优化、数据交换和技术的集成，从而创建一个支持高质量、具有互操作性的、全面的医疗卫生服务系统。依照以上设想，随着虚拟互动的日益发展，实体医院将逐渐消失，由临床医生、医疗卫生服务消费者及其家庭团队组成的治疗联盟将逐渐形成。

随着数字生态系统在医疗卫生机构中的大力发展，以上设想的大部分已成现实。这些机构试图利用数字系统实现：

- 将循证医学落实到人群健康层面，拉近性别、种族和社会经济学方面的差距。
- 优化全人群健康状况，包括慢性病和复杂疾病患者。
- 使消费者与临床团队建立牢固的联系，在任意时间地点、以任何方式提供个体所需的照护。
- 在控制和降低成本的同时，改善消费者体验。
- 延长临床医生和工作人员的职业寿命。
- 提高医疗卫生服务效率，使医疗卫生服务在人群基础上更加易于获得、个性化、方便管理。

- 通过远程互动提供便捷的照护。

一个关于数字健康的常见问题是：数字健康的基础结构是什么？为了回答这个问题，我们可以将数字健康的无形内核转化为若干个有形构件。就技术层面而言，数字健康是一个具备多种功能的生态系统，包括：

- 互联健康，即互联网的互联互通，如有线网络、Wi – Fi 和蜂窝技术。
- 微处理器和集成电路。
- 具有可扩展性、计算功能和数据存储功能的云能力。
- 医疗健康数据，如个体的人口统计学数据、债权数据、医疗记录、人群健康数据和社会经济数据。
- 支持健康数据交换、传输和收集，兼容多种系统和数据集。
- 可行动智能，包括通过技术驱动的分析过程和决策支持系统，以鼓励用户做出决策与行动。
- 支持医疗互动的虚拟健康工具，如广播视频、远程患者监控和指挥中心。
- 通过应用程序和门户网站为终端用户（如医疗卫生服务提供方和消费者）提供界面友好的访问入口。

如上所述，互联健康和虚拟健康组成了数字健康的基础结

构。其中，"互联健康"是一种促进虚拟健康与技术进行互动的
手段；"虚拟健康"是一种概念，指当照护服务提供方和消费者
不在同一地点时，照护服务方所提供的远程服务。而对于"互联
健康"，有人将其内涵从单纯的技术领域扩展到利益相关者之间
的互联领域，从而赋予了互联健康一种社会技术意味。下列对于
"互联健康"的描述则结合了这两个方面。

相较而言，互联健康是一个更具针对性的术语，强调数字
健康与人的相关性。它利用技术将消费者及其亲友、临床医
生和其他照护人员引入一个闭环，以更好地进行照护管理和
协调，确保照护工作的连续性，避免其成为若干孤岛。此外，
互联健康简化了数据流，使早期诊断和高质量的医疗干预成
为可能。

5.1.2 虚拟健康

虚拟健康（虚拟照护，virtual health）的概念包含了互联健
康，以及提供远程医疗的工具和平台，包括远程分诊、远程诊
断、远程咨询、远程管理和远程干预等，其技术手段包括广播电
视工具、针对慢性病患者的远程监测设备、图像捕捉、指挥中心
和分析引擎等。

虚拟健康是众多应用案例的概括性术语，其应用场景可以是
较为简单的医生—患者虚拟就诊，也可以是更为复杂的医疗项
目，如急症患者的居家照护。目前，虚拟健康已得到一定程度的

应用。例如，通过电子重症监护病房（eICU）等项目，它实现了虚拟会诊，扩展了临床医生的知识领域；在 eICU 项目中，重症监护专家通过全程远程的数据监测和强大的分析技术，为现场重症监护团队的工作提供支持。脑卒中远程治疗项目加快了脑卒中的治疗进程，降低了脑血栓的发病率。远程心理医生则为急诊室提供帮助，为有需要的地区提供心理健康服务。我们认为，虚拟健康和虚拟照护这两个术语是可以互换的。

虚拟健康对于未来的照护工作非常重要，它通过方便、经济的照护提高了医疗卫生服务的可得性，弥补了实地照护的缺陷，如前往医院的时间成本、接触潜在感染源的风险和较低的生产力。未来，我们将不再只是谈论虚拟健康，它将成为标准化的、无处不在的医疗卫生服务供给途径。正如媒体所言，未来的医疗卫生服务产业将聚集利益相关者，形成围绕个体健康的治疗联盟，从而使医疗健康水平得到进一步提升。

构建连续性的照护工作是虚拟健康的另一重要任务，包括慢性病管理和远程患者监测、照护工作从医疗机构向社区的过渡，以及照护协调、照护管理和服务提供者的整合。虚拟健康的发展水平可直接影响初级医疗卫生计划与基层医疗卫生项目的结合效率，而在新冠疫情暴发的背景下，我们也已经看到了以医疗人员为指挥中心、足以媲美医院水准的居家照护，医疗卫生应急能力得以提升。

5.2　人性化医疗的新方法

在第 3 章，我们提出了以消费者个体为中心、以优化自身健康状况为目标的人性化医疗卫生服务系统。目前，该系统仍是我们对未来的美好展望。然而，在医疗卫生服务干预机构和一些走在前列的医疗卫生机构的共同努力下，我们的医疗卫生服务行业正在迅速改变。以下是消费者在未来的人性化医疗体系中可能体验到的服务：

通过数字健康技术，消费者可以与该系统保持持续的纵向联系，因为该系统的访问非常简单和直接。消费者随时可以获得健康数据和其他相关信息，并制订符合其生命计划的具体照护计划。消费者依靠数字照护激活平台来吸引他们的自然支持网络，类似于今天的社交媒体，只是需要通过相关的互动审核。系统会主动提醒消费者进行结肠镜检查、免疫接种等营养支持和疾病预防。

大多数照护服务起始于数字照护激活平台并将长期提供，特别是保健和预防领域的服务。这类照护服务包括在家中进行的筛查测试，以及通过健康追踪器/医疗级别的监护仪实现的生理指标远程监测，如血压、体重、脉搏、呼吸、氧饱和度等。

除了医疗建议和自助式服务以外，人性化医疗系统还有更广泛的应用场景。结肠镜检查是恶性肿瘤二级预防中极具性价比的一项早期筛查手段，然而多数人却对此心怀疑虑、拒绝受检。数字照护激活平台可以简化该检查的后勤和准备工作，从而改善这一情况。消费者可以事先输入他们偏好的检查时间、地点、花费和对临床医生的期待，并将检查预约添加到日程中。平台会自动发送该检查的相关材料，并提前数日发送提醒，帮助消费者进行适当的准备。此外，平台还可以查询消费者的自然支持网络或激活消费者的优步和来福车账户，为消费者提供往返诊所的交通工具。检查结束后，平台将告知消费者检查后可能出现的各种情况，如有需要，平台还可以提供远程随访、传送检查报告。最后，平台会根据此次检查结果、检查指南与消费者的家族史自动推荐下一次的检查时间，力争将该检查的流程最优化、误差最小化，提高消费者的受检意愿。

对于新发的疾病或损伤，平台的运作依赖于大量的数字化管理。多数疾病不需要临床医生现场诊断，而是通过人工智能技术对疾病进行自动分类，根据算法建议相应检查，这将为消费者提供合理有效的照护服务。远程监护、远程诊断，加之消费者的虚拟医疗团队，可满足多数人的医疗卫生需求；与此同时，平台也会持续引导消费者维护自身的健康状况。

对于较为严重和持续存在的症状，平台将增补专业的照护人员。随着数字化照护管理的大幅推进，更多的医疗资源得到释放，当消费者需要现场照护时，平台将为其提供居家或医疗机构内的诊治服务。如果消费者需要前往医疗机构就诊，平台将整合数字资源与医疗机构的实地情况，为消费者协调预约时间、提供完整的电子病历、通知其自然支持网络，并提供就诊前的预检查和往返医疗机构的交通工具。对于无法远程进行的专业照护，如外科手术，消费者可前往拥有卓越水平的专科医疗中心。

为了实现这一未来愿景，照护团队的组成和相互关系将发生变化。消费者将主要与向导（guide）[○]进行互动：向导会指引消费者使用平台和医疗系统，并将在物流、财务和技术方面为消费者提供帮助，同时也关注驱动健康的社会经济因素。向导作为综合型人才，具备较高的情商，并致力于向消费者提供优质服务、引导消费者、满足消费者的医疗卫生服务需求。

为了实现这一想法，我们需要更新基础设施，包括技术平台、可交互的数据，以及人工智能高级分析所生成的预警和次优行动。我们还需要收集个体层面之上，即人群水平的数据，并进行汇总分析，做出更明智的决策建议。

人性化医疗的一项关键因素是将决策算法交给消费者，这样他们就可以获取照护服务的所有权和责任感。相关算法由消费者和临床医生共同访问，利用个性化信息，如偏好、遗传、病史和驱动健康的社会经济因素，将诊断和治疗结合到照护计划中，使其与消费者的生命计划相一致。如此，消费者与向导和临床医生（如有需要）共同合作：当平台发现消费者偏离系统的健康建议时，将向其自然支持网络和向导发出预警，寻求额外的医疗卫生服务支持。

虽然多数互动起始于全自动的电脑算法，继而逐步升级为临

○ 或称为照护领航员、健康大使或健康管家。

床医生的虚拟照护，但平台也将在消费者从虚拟照护转向医疗机构内的实地照护时提供无缝衔接的支持。平台的建议和行动基于多源大数据，随着数据规模持续增加，消费者的个人健康档案也将不断更新。

对于慢性病和复杂疾病，平台充分利用本地的健康社区。除了消费者及其自然支持网络，平台另外增设全科临床团队，向导将帮助消费者使用医疗生态系统完成更为复杂的照护计划。向导与专业照护人员通力合作，在消费者需要时为累及多系统的复杂疾病提供快速、连贯的治疗。为节省消费者在实体医疗机构内就诊的时间，移动的医疗团队可参与居家照护服务。此外，向导还可通过私人或政府途径向经济困难的消费者提供帮助。综上，消费者及其向导共同努力，组成第3章所提到的治疗联盟。

上述内容就是我们对未来医疗卫生服务系统的展望；在这个系统中，人性化医疗得以充分实现。下一节，我们将探讨人性化医疗的可行性及实践方案，也就是本章的标题——健康中心。

5.3　以人为本的医疗卫生服务

健康既是个人话题，也是日常话题。医疗卫生服务产业可以对个体的人生产生极为深远的影响。然而，该产业的潜在优越性还远远未被开发，许多领域亟待修正及协调以提升个体和全人群的健康水平。

依照我们的设想，健康中心将提供三种全新的医疗卫生服务——移动健康团队、数字照护激活平台，以及由虚拟和互联健康所支持的移动医疗卫生服务。健康中心秉承以人为本的精神，由自然支持网络及临床团队提供支持，再由数字照护激活平台持续推进。消费者通过与其自然支持网络及临床团队互动，完成由数字层面到现场、由虚拟场景到医疗机构内的照护活动。数字照护激活平台则在向导的协助下，从临床医学到社会经济学层面对消费者的健康状况进行全方位协调。

健康中心是一个以人为本、以消费者偏好为基础的医疗卫生服务组织，针对卫生健康、预防保健、急性疾病与损伤，以及慢性病做出有效的、协作的治疗决策，提升消费者整体的健康状况。健康中心强调对人的尊重，避免过度关注疾病而忽视了个体的其他身份。进入健康中心的个体是客户，而并非患者。健康中心致力于在客户寻求关注和照护时为其提供服务，利用技术创建一个长期的治疗联盟。

健康中心将照护工作有效引入客户的家庭中、工作中甚至于旅途中，它建立了长期的感知网络，以保障客户及其亲属或照护人员在任何时间、任何地点产生的医疗卫生服务需求。通过个体和中心的长期互联，它也对医疗卫生服务机构进行品牌推广，并将其定位为客户的自然支持网络的顶级合作伙伴。健康中心实现了与客户及其家庭的长期互联，规避了传统照护互动的碎片化、偶发性和事务性。客户通过平台与医疗卫生服务提供方进行按需合作，共同协调和管理医疗咨询、转诊和信息共享。

如此，健康中心为客户提供了全新的照护体验，包括抓住治疗核心，解决客户的全方位需求；卫生健康应当从全局着手，而非局限于现阶段的分散性、事务性互动；照护工作亟待改革，应以人为本，全方位地满足个体的需求——生理需求、情感和心理需求、社交需求（人际关系与精神需求）、社会经济事务，以及自我实现的需求（如追求人生目标、估量成就等）。与医疗卫生服务提供方建立合作关系，可以使客户在任何时间、地点产生医疗卫生服务需求时，获得值得信任的医疗建议和照护服务；由医疗团队而非个人提供服务，可以照顾到个体的复杂需求。

健康中心将积极地对个体生活的方方面面进行处理和协调，使照护工作更方便、更多维、更有吸引力。

以上设想并非遥不可及。当我在基层医疗卫生机构工作时，我和我的同事对消费者采取了综合性的照护计划，在强调整体健康和预防保健的同时进行慢性病管理。虽然没有数字照护激活平台，我们仍然提高了照护工作效率，相对于传统方式为更多的客户提供了照护服务。而随着数字照护激活平台和虚拟健康的发展，人性化医疗的未来愿景也可以全面实现。

健康中心将消费者及其亲属和临床团队进行互联以达成治疗联盟，创建了一个人人参与的、整合的健康团队[○]。

○ Thomas Bodenheimer, Amireh Ghorob, Rachel Willard-Grace, and Kevin Grumbach, "The 10 Building Blocks of High-Performing Primary Care," *Annals of Family Medicine* 2014; 12 (2): 166-71. doi: 10.1370/afm. 1616.

如要真正改善健康水平，大多数行动必须来自个体，因此整合性的照护计划至关重要。临床医生经常要求人们在行为和生活方式上做出重大改变，而这种改变往往困难而复杂；特别是个体在生病或受伤时，往往需要亲人的支持。因此，临床医生需要对消费者进行宣教，赋权于他们，必要时纳入消费者的亲属和朋友组成的自然支持网络。

人性具备多维的特征。因此，无论个体是否为慢性病患者，优化其健康状况都必须采取全面性方法。而健康中心代表了一种范式转变，与消费者合作以优化其健康状况。它将通过以下方式干预医疗卫生服务：

- 以人为本，纳入亲属、朋友和其他志愿者组成的自然支持网络。
- 采取综合全面的照护计划，利用超越传统的、只针对生理需求的干预手段，关注人性的其他方面，如情感心理、人际关系、精神和社会经济需求，以及自我实现的需求（如追求人生目标、估量成就等）。
- 整合多种服务，包括对症治疗、综合治疗、精准医疗、预防保健等。
- 认识到消费者对医疗卫生和金融专业知识的认知壁垒，动员向导来辅助、引导消费者使用医疗卫生服务系统。
- 利用数字技术在消费者和健康中心团队之间建立长期关系，为个体在任意时间、地点和方式提出的医疗卫生服务需求提供全天候服务。

医疗卫生服务消费者需要一个致力于与他们建立互联的医疗团队。他们希望利用较为熟悉的技术，如智能手机和相关应用程序，轻松地与该团队取得联系。数字照护激活平台作为客户及其指派者间的持续互动的途径，可提供实时通信、特定内容和信息共享。该平台还通过面对面的虚拟照护或特定地点的实地互动，提升对消费者的干预度。如此，医疗卫生服务中心将跟随其他行业的步伐，增强对消费者的赋权，并与他们建立互联。

满足上述条件后，健康中心的愿景将得以实现，超越我们在1997年对其的预期。消费者将成为自己的健康航程的舵手：消费者做出决定、承担责任，保障船只航行的良好秩序。实现以上愿景的一个关键环节是，消费者能够获取自身最新的可操作数据，这将协助并激励他们参与自身的照护管理。期望优化健康状况、参与预防保健和健康追踪的个体将更积极地与医疗卫生服务提供方合作。

建立一个破除壁垒的照护团队，有利于从健康旅程的各个方面对消费者赋权，破除过于正式的办公室/诊间问诊带来的不安氛围。消费者可以根据照护计划制订他们自己的生命计划，并挑选个性化的医疗卫生服务提供方网络。相关数据通过高级分析法与人工智能向所有利益相关者开放，消费者与选定的服务提供方一起管理自己的整体健康、预防保健和慢性病。消费者根据价格透明度和服务质量做出知情选择，集成数字通信通道在所有利益相关者（消费者、服务提供方和支付方）之间共享数据。

5.3.1 健康团队：以向导为核心的个性化团队照护

在健康中心模式中，一个协作的团队对消费者支持至关重要。在第 4 章中，我们已经详细讨论了家庭团队；接下来，我们将讨论健康团队的其他两个核心部分：向导和临床团队（见图 5–1）。

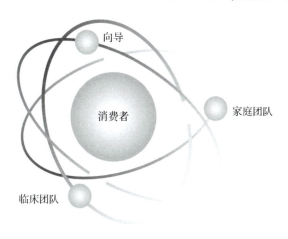

图 5–1　由家庭团队、向导和临床团队共同组成的完整的健康团队

1. 向导

健康团队的核心是向导，这一角色包括领航向导和健康（整体健康及预防保健）向导。前者在医疗生态系统中起到引导和领航的作用，并向消费者提供非临床的支持，如医疗卫生服务的财务问题和驱动健康的社会经济学因素。后者则是一类接受过专业训练的新型人才，但并非临床医生或医疗专家。他们的职责是引

领整体健康，引导消费者使用医疗卫生服务系统，并在消费者遇到问题时帮助解决。这类向导是消费者的忠实代表，并与消费者之间建立了牢固的合作关系，致力于帮助消费者解决阻碍健康的问题。以上两种向导既可以是同一个人，也可以由两个人分别担任（取决于向导的受训情况、具体情境和系统设定等），共同服务于消费者的基本需求，利用数字照护激活平台达成数字化优先、人机协作的运行模式。向导可以与消费者互动，在许多情况下还可以与消费者的自然支持网络代表互动。当消费者的需求超出健康维护和系统引导的范畴时，向导将有效引入额外的健康团队成员。

健康和预防领域的最佳实践已探讨了数十年，除了已经出现的若干新型免疫干预手段和筛查方法，近些年的改进微乎其微。我认为，借助数字照护激活平台收集的消费者个人数据及健康预防方面的标准，经高级分析后，可为消费者提供正确的信息和时间节点。人工智能与以健康为导向的向导相结合，可为消费者提供健康及预防方面的支持，如均衡营养、适度锻炼、心理减压、伸展和平衡运动等健康的生活方式，以及疫苗接种和健康筛查等预防措施。数字照护激活平台将嵌入消费者生活的各个角落，医疗卫生行为将依照消费者的生活节奏进行，同时自动为消费者提供所需设备（如试剂盒等）及日程安排。这充分体现了人机协作（向导＋数字照护激活平台）的效率和效益。

那么，临床医生就此消失了吗？答案是否定的。如上所述，有这种健康团队的新定位，向导和临床医生将在其各自执业范围内负责客服的基础支持，临床医生的角色会随之向上发展。循证医学和相关指南将被编入照护计划并呈现给消费者、向导和临床团队，其中普通、重复的任务将交付给人工智能和健康团队中的其他专业技术人员，临床医生则专注于与客户进行互动，或者处理需要较高专业素养的情况。目前的初级保健医生，未来将以慢性病及复杂疾病专家的身份加入医疗团队（缺点是，他们将少有为健康人群进行健康维护和预防保健的机会，而这是我们喜爱的工作之一）；他们将与心脏病学、肾病学、胃肠病学等专科专家通力合作，整合医疗建议，制订更为复杂、更为个性化的治疗照护计划。医疗团队的其余人员采用人机协作的方式开展预防、整体健康和初步检查工作。

鉴于临床医生关于转诊、检查和住院的医疗决策影响了近90%的医疗成本，初级保健医生向上游移动对美国经济具有重大意义。我们需要认识到，不必要的照护服务资源浪费了美国每年约30%的医疗支出，超过1万亿美元/年。初级保健医生向慢性病及复杂疾病专家的转变，使他们有更多的时间对治疗方案加以斟酌，如选择成本效益更高的检查、考虑将哪些人员纳入医疗团队，以及如何利用虚拟工具和家庭就诊，实现对消费者更好的居家管理，显著降低住院率，由此节省下的时间将对减少医疗浪费、降低医疗成本起到关键作用。这种方法极大地利用了健康团队中最为昂贵、稀缺的资源——医生，并使他们能够惠及更广泛的消费者群体[⊖]。

2. 临床团队

包括医生、护士、治疗师和健康助理在内的临床服务提供方，共同组成了临床团队。健康团队则比临床团队更加全面，能够灵活地应对消费者需求。健康团队通常包括消费者、一名向导、临床医生和消费者的自然支持网络。例如，对于一位有意优化自身健康状况的消费者，来自健康中心的团队可能由一位向导、一位宣教人员、一位营养学家、一位调理治疗师、一位护士和一位临床医生组成。如果消费者的情况较为复杂，那么，团队可能增加其他成员，例如：

- 负责处理新发健康问题、症状变化或照护过渡的照护经理人。
- 行为治疗师或心理学家。
- 负责处理与健康相关的社会经济障碍的社会工作者，如食品安全、家庭和公共安全、交通、教育和就业稳定情况。
- 慢性病重症治疗师。
- 专科疾病专家。

⊖ 在非团队模式中，初级医疗保健的平均医患比是 1:2000。在团队模式中，其他临床专业人员承担了医生的许多职责。美国医生猎头公司 Merritt Hawkins 报告的比例为 1:3289 至 1:4444。我的实践中，在没有数字照护激活平台的情况下，这一比例是 1:4000。

- 具体医疗卫生环节的负责人，如外科医生或诊断医生。
- 负责优化用药的药剂师。
- 中西医结合专家。

健康团队是指家庭团队、向导和临床团队的集合，也是三位一体的健康中心的基石。

提升消费者的整体健康需要一个完整的健康团队。在健康中心，由向导对照护团队进行支持，照护团队与消费者互联，协助他们达成整体健康的目标。当消费者成为掌控自身健康的舵手时，健康团队才能真正灵活地实现以消费者为中心。此外，就像一艘船的舵手需要大副一样，向导对消费者来说也是不可或缺的。那么这具体是如何运作的呢？

当消费者进入健康中心时，他将获取数字照护激活平台的接入端口，添加被指派的家庭团队，然后选择一位向导，并在向导的协助下选择相关的临床医生，以数字、虚拟、现场互动相结合的模式获得有关整体健康、预防保健、慢性病、药物和潜在的紧急医疗卫生需求的支持。

凭借数字照护激活平台对消费者的照护计划、生命计划和其他可操作数据的采集，健康中心得以了解每位消费者独特的目标和需求。与消费者互联时，向导作为医疗卫生服务提供方的代言人，将协助消费者进行医疗金融决策、选择照护服务地点，以及处理其他相关事务。向导可以帮助消费者以虚拟或面对面的方式与营养学家、心理健康专家、健身教练等互动，也可以引导消费者与相关的社会工作者合作，进行研究并获取服务，从而解决消费者面临的社会经济和环境问题。随着消费者需求的改变，向导也可以协助消费者调整照护团队。一个全面的照护团队会为医疗卫生服务带来显著改善。普华永道健康研究所 2016 年的一份报告显示，在基于价值的支付环境中，一个由营养学家、社会工作者和社区医疗卫生工作者组成的照护团队，每年可为每万名患者节省 120 万美元。

健康中心强调以消费者为中心，由消费者自主选择的团队提供服务，专注于优化消费者的健康状况，创建具备如下特征的关系范式：

- 根据消费者的偏好，积极展现对个体的理解和关怀。
- 利用技术优势，增强与健康团队的沟通，提供更广泛的照护服务。
- 在消费者需要和寻求照护时保障医疗卫生服务。
- 提供虚拟和面对面的互动。
- 优化健康状况，无论消费者是否正在遭受慢性病的影响。
- 认识到消费者的多维性，在照护计划中采取以人为本的设计。
- 提供多种方案，让消费者做出最优决策。
- 在消费者需要时，提供相关信息，解答消费者的疑问，赋权于消费者，使其对自己的健康状态负责。
- 调整消费者的行为方式以优化消费者的健康状况。

- 以个性化和偏好驱动的方式，满足消费者优化健康状况的需求。

通过团队协作与数字照护激活平台相结合的方式，健康中心将创建一个可扩展的生态系统，用以支持个体消费者与群体消费者。这一点至关重要。虽然全球人口不断增长，医疗资源愈加稀缺，但优化健康状况仍然是不可动摇的目标。我们必须重新设计所有学科（从初级照护到专科照护）的医疗团队。目前，美国的一些先锋专业和组织对此已经着手进行重构，但团队照护方式仍处于初期发展阶段。

5.3.2　激活平台 = 数字 + 虚拟 + 分析

移动设备在现代社会得到广泛应用，人们使用移动设备实现与家人和朋友的联系，开展各项工作活动，处理个人事务，获取信息，进行娱乐。然而，在新冠疫情暴发之前，医疗卫生服务产业对移动设备的应用十分缓慢，甚至出现抵触情绪。与此相反，健康中心将互联互通整合到健康团队的结构中。消费者可以随时使用移动设备，通过数字照护激活平台连接到健康中心。平台会将照护计划融入消费者的日常生活，对健康团队（消费者、家庭团队、向导和临床团队）进行整体互联与调动，甚至纳入来自个体自然支持网络的高价值、高积极性的照护服务提供方。该平台使医疗卫生服务产业能够将大部分照护服务转向数字和虚拟健康，从而增强、补充或取代传统的实体照护服务。

互联互通对于患有慢性病或复杂疾病的人尤为重要。该平台创建了综合管理办法，通过虚拟途径提升了照护服务和相关信息的可得性；它将临床团队与家庭团队互联，把照护计划融入消费者的日常生活。最终，通过提升消费者和临床团队的满意度、改善照护服务质量和降低成本，数字照护激活平台将创造更高的价值。

数字照护激活平台将照护工作有效引入消费者的家庭、工作甚至旅途，创建了长期连续的感知网络，从而满足消费者及其亲属和照护人员在任何时间、任何地点以任何方式产生的医疗卫生服务需求。数字照护激活平台设有沟通中心，凭借该模块，消费者及其指派者可以通过短信、电话或视频与健康团队进行面对面的互动。消费者可以在需要时寻求实时建议，比如"我在一家餐厅，需要决定点什么菜""我女儿摔伤了手腕，我该怎么办"和"我觉得亲自看医生会更好。我是应该申请紧急面对面虚拟互动，还是去实体诊所"。此外，平台具备以人工智能和自然语言处理（NLP）支持的自动随访系统，确保消费者的满意度；当消费者不满意时，平台将针对问题进行调查，甚至退款$^{\ominus}$。最后，平台将根据"你会向朋友或家人推荐健康中心吗"的问卷结果生成净推荐值。

⊖ 根据大卫·范伯格（David Feinberg，医学博士，MBA）的说法，这些随访在格伊辛格卫生系统（Geisinger Health System）的使用中产生了积极的效果。在实施这些随访后，消费者私下的投诉有所减少。

对数字照护激活平台来说非常重要的一点是，如何运用模块做好照护工作的"交通指挥"，帮助消费者及其健康团队完成照护计划的具体决策和运行，这包括就诊前的互动环节，如人工智能自动分诊，了解消费者的忧虑、症状和生理指标，以及推进快速回复。平台还提高了价格的透明度，消费者可根据个人偏好衡量医疗卫生服务成本和便利程度，以便自己及临床团队在诊断、转诊时做出最佳决策。平台还会确保消费者在专科就诊前完成必要的检查，从而加快现场就诊的流程。

下面让我们探究数字照护激活平台的细节。数字照护激活平台是可扩展、基于云计算的系统，支持消费者参与、激活和获得照护服务。它使健康团队能够维持长期的纵向关系，而非目前传统的实地照护服务所提供的碎片化、偶发性和事务性互动。数字照护激活平台促进了实时通信、信息共享和虚拟照护服务，增强了医疗卫生专业人员和消费者之间持续、纵向的关联。它可以植入智能手机或其他医疗/个人设备，实现远程监测和数据分析，并收集消费者的个人健康档案。它还可以与健康团队共享来自不同来源及客户端的数据，经分析生成可用的信息和建议。

除了通信功能，数字照护激活平台还在单一平台上，通过自动化的互动程序加速了多个虚拟健康项目的实施○。数字照护激

○　今天，虽然市场上有一些单一供应商来源的优秀工具，但是还没有一个企业级的产品解决方案。

活平台实现了多方面的改进，整合了传统照护工作面临的挑战，扩展了临床专业知识以协助临床医生处理复杂病例，并将质量更高、更灵敏的照护服务引入家庭和社区。数字照护激活平台的主要应用场景可分为三种，包括：维持照护服务的连续性，将临床专业知识和专家建议引入落后地区，以及照护模式的彻底转变。其中一些应用场景（见表5-1）已经得到认可。

表5-1　由数字照护激活平台支持的虚拟照护服务场景

连续性照护	专业领域扩展	照护模式的改变
由远程患者监测（RPM）支持的实时慢性病管理	电子重症监护病房	消费者驱动的综合健康团队
	远程中风治疗项目	家庭医院
由向导支持的照护协调和系统内导航	远程精神心理服务和行为健康	在家中实施的专业护理服务
虚拟分诊和急症照护	临床医生间的会诊	健康社区整合服务，如原居安老
缩小照护差距	远程坐诊	机构内的服务链拓展
转诊		居家照护的连续性
整合的行为健康		雇主-健康团队之间的合作

5.3.3　数字照护激活平台的优越性

数字照护激活平台有益于优化健康状况。一个完整的、互联的、协调的健康团队和家庭团队具备更强大的能力，借由消费者、家庭团队、健康团队的沟通合作，共同改善消费者的健康状况。

该平台还通过更合理的资源调配、自动化工作流和增强不同临床领域的合作机会，优化了成本管理。此外，平台关注与消费者健康相关的社会经济障碍，激活由消费者的亲友和志愿者组成的自然支持网络，通力合作，破除损害消费者的健康的壁垒。

分诊流程的改进和全流程的协调提升了照护服务的优先级，这得到了消费者和临床医生的一致认可。如此，照护计划的依从性增加，照护计划的空白得到填补，进而提升慢性病和预防性照护的管理水平。

该平台还通过提供家庭式的综合性原居安老服务来改善整体健康。健康团队和治疗联盟可以降低消费者及其亲属的心理压力，多方合作、共同提升照护工作的质量。通过正面的品牌效应，新的消费者从自然支持网络被吸引到健康中心，而医生和其他临床专业人员则会拥有更多的时间从事更为优质的照护工作。

对于医疗卫生机构而言，最重要的是降低医疗成本。通过提升居家照护的比率和优化转诊管理，照护计划的依从性增加，数据共享得到深化，再入院率显著下降。同时，凭借与分诊团队的实时互联，急诊量也会相应降低；入院前或入院时预先规划的居家照护计划可使住院时间得到显著缩减。

数字照护激活平台将通过改进急诊分诊流程和紧急照护的工作协调来决定适当的照护优先级，保证消费者得到恰当的、最低水平的照护服务。它通过更合理的资源调配、自动化工作流的方式改善了成本管理，并增强了不同临床领域的合作。

　　医疗卫生组织将得到更高的投资回报，因为团队合作的模式使临床专业人员可以聚焦于更加上游的工作。联合的健康团队为更广泛的客户群体提供综合性服务，高成本资源得到更有效的利用，如此，达到提高消费者和临床医生的满意度、改善照护质量和降低成本的目的。随着照护质量和消费者的满意度的上升，医疗保险和医疗补助服务中心的评级也将得到提升。

　　综上，数字照护激活平台的功能有：

- 通过健康团队和家庭团队的互联，支持治疗联盟的创建和维护。
- 提供以消费者为中心的照护服务，特别是对慢性病或复杂疾病患者。
- 做到人人参与，让家庭团队对客户状况有更多了解，使他们的情感支持在照护工作中发挥积极作用。
- 对家庭团队进行动员和协调，善用其情感支持和机动性。
- 为照护激活平台吸引新的消费者及其自然支持网络，充分满足其医疗卫生和信息需求。
- 将照护计划融入消费者的日常生活，赋权于消费者，使他们能够将其整合到自己的生命计划中。
- 通过自动化互动激活程序吸引消费者。
- 提升了健康团队对人群健康状况一对多管理的效率和能力。

5.3.4 数字个人健康档案

在医疗卫生领域，个人健康档案是归属于消费者、数据创建者（如医疗卫生机构），还是数据管理者（如电子健康档案公司）一直存在争议。除了这项争议，无可辩驳的是，纵向健康记录对人们的健康和安全十分关键，其重要程度甚至超过多数人一直随身携带的驾照。我在急诊室工作时常常遇到这样的情况：患者记录不完整，缺乏一些关键信息，医疗决策因此而充满风险。如若能够获取患者的健康记录，这样的情况是完全可以避免的。因此，我支持个体获取对自身综合健康记录的访问权，并可以将其与临床医生一键共享。

如果现实世界足够单纯，我会支持个体获取自身健康记录的所有权，但技术的世界并不简单。各种组织机构经由我们的社交账号、个人偏好、购买记录、财务状况、人口学数据、地址和电话，以及与我们相关的人和互联网访问记录，无孔不入地收集我们的各类数据。这样的例子不胜枚举，我们的数据一刻不停地被收集着，甚至是被我们完全不了解的行业，而我们自身却不拥有这些数据。这是一个很复杂的议题，尽管如此，作为消费者，我仍希望能更深入地了解那些他人所收集的、我的个人信息。

以下，我将把医疗卫生服务消费者视作客户，以医生的视角看待个人健康档案，那些选择其他医疗卫生服务提供方和治疗方案的客户不在我们的讨论范围之内。为了全面了解个体的生活、健康和治疗情况，医疗卫生服务方最好能从客户生活的各种来源获得数据。此外，由于我们常对客户在其他服务提供方处的就诊历史和医疗决策缺乏了解，最理想的状况是，客户能够在就诊之前向我们全面共享这些信息，甚至形成持续性的信息共享，这样智能系统就能够识别相关的偏差和数据；而我们可以作为健康团队的一分子，主动解决这些问题。

以上设想并非一日之功。相关数据可能存在多种来源，并且获取方式未必正规。尽管各位服务提供方都保存了部分记录，但至今尚无一个存储库可以全面存储个人健康档案。另外，数据筛选也是一项艰巨的任务。事实上，历史上从未出现过能够系统地收集及整理个体全部记录的单一存储库，更糟糕的是，在医疗卫生服务系统中进行这项工作本身就存在巨大的阻碍。

然而，随着互操作性的立法工作逐步推进，客户从照护计划和医疗卫生服务提供方处访问个人记录的权利得以保障，目前的困境或将得到解决。更多的机遇即将出现，初创公司的发展将得到推动，因为相关信息将被引入应用程序，并以客户及其临床团队可以理解的形式呈现。长久以来，业界一直在讨论区块链是否会彻底改变个人健康档案的处理方式。依照预期，未来将有更多来自客户的数据存储到不同系统内的个人设备中，我们将需要创新的方法（如区块链技术）来处理多源的、可收集数据网络的分布式架构，从而应对为客户及其临床团队提供所谓的"个人纵向健康信息存储库"所面临的挑战。

该存储库的价值在于能够从多个来源获取信息，比如不同的临床医生、照护系统、从治疗师到健康专家的多种提供方，以及社会经济指标等。以上设想如果能够实现，我们将需要具有深度机器学习功能的智能系统，从这些不同的来源中提取信息，并使用高级分析来支持预警、推送、协定、人工智能控制的照护计划等。

这听起来似乎有些遥远，但事实并非如此。仅仅 20 年前，电子记录还完全不存在，而今天，技术进步和数字健康投资已经取得了惊人的成就。此外，精算科学和金融等其他行业的大数据应用和分析系统也处于领先地位。

5.3.5 健康中心：营造一种氛围

健康中心围绕消费者开展工作，而非医疗卫生服务提供方。进入健康中心的消费者将在专家的支持下获得健康信息和自我决策的权利。消费者进入健康中心时将得到热情的迎接，健康中心将准确识别他们的姓名并致以礼宾级问候，而这样的问候还会延伸到数字、虚拟和现场层面。健康中心将提供三种主要的服务体验，它们既可以单独应用，也可以混合应用：

（1）优化健康状况。该服务致力于整体健康水平的提升，包括罹患慢性病的消费者。我们希望消费者的大部分精力投入该项服务，他们将与营养学家和运动生理专家会面，以预防由代谢紊乱、压力和其他生活方式导致的疾病。

（2）紧急照护。人工智能机器人将对日常出现的急诊进行数字化分诊，将一部分消费者转向虚拟互动，将另一部分消费者转向实地就诊。凭借团队协作方法和对数字化个人健康档案的访问，健康中心将把紧急照护作为消费者整体医疗状况的一部分。

（3）慢性病照护。这项服务有赖于对消费者的远程监测、与完整健康团队的互联和平台的其他功能。慢性病照护需要平衡实时监测、虚拟就诊、居家就诊和医疗卫生服务机构内的实地就诊。

健康中心提倡采用数字化方式，这意味着消费者需要首先通过数字照护激活平台联络他们的健康团队，但人们仍然需要能够提供现场照护的实体机构，故此时消费者将前往健康中心。健康中心营造了一个现代化的环境，以对待成员或伙伴的态度欢迎消费者，使其获得归属感和关注感。健康中心开设咨询室。客户在这里与临床团队会面，探讨自身的健康担忧，避免现阶段传统的、生硬的问诊方式。健康中心还开设健康调理中心，倡导健康的生活行为方式，如均衡营养及改善整体健康。

健康中心从消费者初次到访即开展工作，以便消费者在任何时间、地点以任何方式都能获得支持。支持手段包括面对面的虚拟照护和实体机构的现场照护：

- 将消费者及其家属看作客户，给予充分的尊重。
- 采取协调的、多方面的、跨学科的团队方法。
- 考虑个体生理、情感－心理、精神、社会、行为和经济情况的内在联系。

- 制定以人为本、基于个体偏好的协作治疗决策。

- 整合多种服务，提供完整的服务体验，包括传统医疗、综合医疗、精准医疗、整体健康和预防保健。

- 善用向导，在确保满足人群需求的同时，力图破除医疗卫生的相关壁垒，如经济问题，以及如何使用医疗卫生服务。

- 协调照护工作的所有利益相关者，如家庭团队、临床团队、自然支持网络、社会服务人员、健康照护计划经理人与协调员。

- 对诸如临终关怀、肥胖和久坐等较为棘手的话题进行探讨。

- 利用技术优势，使医疗卫生服务消费者与健康中心团队形成长期关系，当消费者在任意时间、地点以任意方式产生照护服务需求时，为其提供全天候服务。

5.3.6 团队协作模式

如前所述，医疗卫生服务产业可对个体的人生产生极为深远的影响，而我们目前仅把医疗卫生服务产业的优势发挥了九牛一毛。事实上，我们有机会从各方各面处理及协调个体的生活。健康中心将把所有的利益相关者整合到同一个平台，由此可以实施多种计划，为消费者创造个性化的、愉悦的生活体验，例如：

- 照护计划。将多种照护计划合而为一，相关信息可能来自其他专家、行为评估或者特定的宣教需求，如均衡营养和慢性病自我管理。

- 多维成功。客户参考我们的建议，制订他们的战略性生命计划（SLP），从而达成目标，获得多维成功，实现生理、情感—心理、精神、社会、行为和经济的全面健康，提升整体的生活质量。该计划综合了行为经济学，并在客户生活中的各个转折点对个体的整体健康及健康目标加以关注。从我们既往的工作经验来看，所有接受该计划的消费者都实现了健康和生活的更高价值。

- 整合医学。根据美国国立卫生研究院的数据，医疗卫生服务消费者每年花费在补充医疗上的支出高达400亿美元，但其中大部分都没有经过消费者健康团队的指导。健康中心与那些选择"对症医疗＋补充医疗"结合方案的消费者合作，使他们更愿意将自己接受的补充医疗方案告知健康团队。

- 心理照护。健康中心采取思想情感宣教、行为心理医疗和传统的生理医疗相结合的模式。

- 家庭首席医疗官计划。健康中心提供简易课程，普及家庭医疗卫生需求管理的知识，包括相关的财务知识。

- 原居安老。与消费者的自然支持网络相协调，优化安老体验，包括日常生活、社交、家庭维系、财务、记忆支持、临终和姑息治疗规划等。

- 健康前沿。消费者可以选择参与创新性医疗研究，尝试最新的医疗工具、医疗设备、健康项目和特殊项目，如"明智选择"倡议[⊖]。

5.3.7 获益共享

如此，健康中心可实现消费者与其健康团队的长期互联，控制和管理他们的健康状况。基于价值的补偿机制中的照护计划多由医疗卫生服务提供方制订，人性化医疗则通过消费者和服务提供方合作的模式来降低医疗成本。消费者才是提升健康获益的终极答案。消费者通过个人决策、社会行为、自我管理、提高依从性和选择最具成本效益的照护计划，承担了医疗成本管理的主要责任，那么他们应顺理成章地享受成本管理的收益。健康中心创建了一个由所有参与者共同提供的高质量且成本合理的生态系统，这是一种基于价值的照护新模式。

5.4 人性化医疗成功实施的实例

让我们通过第 2 章中提到的几则实例来阐述人性化医疗和医疗卫生服务系统目前发展方向之间的区别。我们将着重讲述特蕾

⊖ 美国内科学委员会基金会（American Board of Internal Medicine Foundation）的一个项目，用于识别过度医疗和不必要的医疗卫生服务。

莎的故事，这位 84 岁的孀妇患有糖尿病、高血压和情境性抑郁，她的女儿安吉拉和儿子雷蒙不愿意送她去养老院，并一直积极参与她的照护工作。

先简单做个背景介绍：安吉拉（Angela）今年 46 岁，**特蕾莎（Teresa）** 与安吉拉及其丈夫，以及他们的两个孩子（一儿一女，正在上初中）住在同一个镇上。

安吉拉和她的丈夫都有全职工作，孩子能在外婆身边长大，夫妻二人感到很幸运。雷蒙（Raman）今年 53 岁，是个有商业头脑的人，由于工作原因经常出差，现在和家人住在几个州之外的纽约。虽然雷蒙一年只来拜访几次，但兄妹关系很好，每周他都会给安吉拉打几次电话，询问妈妈的情况。最近，全家人的情绪都很高涨，因为雷蒙的大女儿订婚了，并在年内结婚。每个星期天，雷蒙都会和特蕾莎交谈。

特蕾莎的家人通常一年聚会两三次：感恩节、寒假和庆祝父母结婚纪念日的暑期长周末。特蕾莎独自一人住在她和丈夫抚育孩子的小房子里。她收入有限，靠社会保障生活。安吉拉和雷蒙认为她罹患抑郁症，自从她丈夫死后，她的症状似乎更加严重了。此外，安吉拉现在还担心她存在轻微的失忆情况。

特蕾莎因跌倒被送医，于两周前出院，目前还不清楚她的跌倒是否与高血压、糖尿病有关。特蕾莎正在接受六种药物的治疗。

安吉拉最近向雷蒙倾诉了她遭受的沉重照护压力。自从特蕾莎出院后，安吉拉对她的照护负担明显加重了，包括开药、就诊、购物等。同时，安吉拉还需要兼顾自己的事业。一年前她得到了升职，从计时工资人员提升到了计算年薪的管理岗位，而提拔她的老板现在有些后悔了，因为在过去的几个月里，安吉拉为了处理母亲的状况而频繁请假。

雷蒙很同情妹妹，并希望自己能够分担她的压力，但他住得太远，鞭长莫及。雷蒙和安吉拉曾考虑过让特蕾莎搬去纽约，与雷蒙和他的家人共同生活，但他们最终放弃了这个方案。离开小镇意味着她将失去令她感到舒适的一切——她的家，她的邻居，她还在世的朋友们，以及她最爱的外孙和外孙女。经过和医院工作人员的商议，并确认了特蕾莎的医疗保险计划后，雷蒙和安吉拉同意为特蕾莎更换一位新医生。

他们决定试试最新开设的健康中心，希望它可以帮助特蕾莎调整用药，并查出跌倒的具体原因。同时，他们也对应用数字照护激活平台表示认可，认为它可以帮助个体、家庭和医疗团队更好地沟通与合作。

健康中心的向导凯西（Casey）向他们详细介绍了该平台，以及如何在手机和电脑上使用它。特蕾莎对这个技术感到不太适应，指派安吉拉和雷蒙作为她在平台上的全责代理人。凯西解释说，健康中心致力于与他们的客户建立治疗联盟，从而减少急诊量和再入院次数，帮助客户了解慢性病和复杂疾病的情况，并使他们能更好地遵守照护计划。凯西还向他们介绍了团队协作的照护模式、包括临床团队和家庭团队，这些都是通过数字照护激活平台的实时通信和信息共享实现的。

凯西展示了平台的照护协调界面、可共享的待办事项列表、博客、药物列表、日历、安全信息、宣教内容、预检查列表、生命体征和精神状态监测、通知、提醒、访问个人健康档案的入口，以及能够保障数据安全的无限容量存储库。该平台还让临床团队能够深入了解客户的语言、文化、行为和生活方式等，以便客户更好地参与照护计划，提升依从性。

安吉拉和雷蒙第一时间为母亲安排了数字照护激活平台监测。他们为系统提供相关数据，补充了平台此前从其他供应者处取得的纵向健康记录。经过与母亲的协商，他们共同制订了原居安老⊖的照护目标，并为特蕾莎预约了现场就诊，与临床医生会面，共同开始实施照护计划。

他们前往健康中心推荐的医疗卫生机构，并见到了班纳医生（Dr. Banner）。班纳医生承诺，他将通过数字照护激活平台与特蕾莎的专科医生合作，制订一套符合特蕾莎个人偏好的综合照护计划。他遵循平台设定的规划流程，解决照护工作中的

⊖ 原居安老（aging in place）是指老年人选择留在家中养老，而不是搬去辅助生活设施或养老院。

棘手问题，如房屋改造、记忆力减退和临终规划等。就诊结束后，健康团队的多位成员在数字照护激活平台上与他们一家进行协调和互动。

两周后，他们使用数字照护激活平台的次数越来越多。作为特蕾莎的指派者，安吉拉和雷蒙邀请了其他成员，如家人和邻居加入了系统。对于特蕾莎的主要照料者安吉拉来说，这些随时可调动的后备力量非常有帮助。而特蕾莎本人不必亲自参与这个平台，仍然能够由此获益。安吉拉和雷蒙善用平台的多种功能，而且他们提出的问题都能得到凯西或班纳医生的迅速回复。

随着特蕾莎的自然支持网络在平台上给出他们的反馈，健康团队对特蕾莎的生活有了更深入、全面的了解，也获得了更多能够提供帮助的资源。至此，这家人已经把大部分有关特蕾莎健康状况的讨论转移到了平台上。

与平台的合作也帮助厘清了特蕾莎真实的心愿，将它们记录到她的生命计划中。特蕾莎不想住院，她想去参加大孙女的婚礼，希望能过平静的生活，而且她依旧思念着自己的丈夫。

特蕾莎的家里安装了运动传感器，当她起床时，安吉拉和雷蒙会收到平台发送的通知，平台同时也会提醒特蕾莎于八点服药。之后，特蕾莎去往客厅，等待她的助理到来。每天早上，特蕾莎都会使用平板电脑上的数字照护激活平台进行自我评估，应用程序也会采集她的情绪数据；评估结束后，凯西为她安排了脑力游戏，以缓解她记忆力下降的情况。当特蕾莎的处方药开具时，安吉拉会得到提醒；如有需要，她还可以进一步了解母亲的日常活动和具体位置。

家庭健康助理在早上八点半到达，当他用自己的设备登录该平台时，会触发 GPS 通知。他会对特蕾莎的日常照护计划和健康团队的笔记进行回顾，并通过远程监测设备确认特蕾莎的体重、血压和血糖水平。这些数据会自动传输到平台上，并通过算法进行合理的共享。每项工作完成后都会进行核对。

上周，平台报告了血糖偏高的预警，经过周密的照护管理和全家人的共同参与，特蕾莎的血糖水平恢复到了可接受的范围。在此之后，健康团队中的营养专家主动调整了特蕾莎的饮食计划，该计划需要用到一些难以在附近采购的食材。

午餐后，助理为特蕾莎安排她的虚拟就诊。进入虚拟候诊室后，他还可以通过数字照护激活平台的广播视频功能回答她的问题或对她进行协助。临床团队在就诊前会对她的生命体征趋势、主要活动和病历进行回顾。

就诊即将开始时，安吉拉会收到通知并从手机端加入视频通话。医生共享病历并调整照护计划，安吉拉代表家庭团队对此次就诊进行全程记录。医生订购了一种新的药物，平台会自动将处方发送给药房。不幸的是，这种药物不是常用药，安吉拉在平台上表示了她的担忧，她不确定母亲是否有能力承担这笔开销。

同一时间，家庭团队的其他成员都收到了这条通知。远在纽约的雷蒙一直在寻找提供帮助的机会，并且向安吉拉和其他家庭团队成员表明自己很乐意承担新药物的分摊付款额。"希望它管用！"他说。

就诊结束后，安吉拉在平台上发布了求助，希望有人帮忙从邻近的社区药店取药，并从营养专家推荐的商店取送她通过电子渠道订购的食材。安吉拉的儿子卡洛斯回应了求助，他会在下班后取货。

由数字照护激活平台协助的另外两项工作仍在进行中。第一项是对特蕾莎的房屋进行改造，预防跌倒。平台为健康团队增补了一名家居装修专业人员，她会前往特蕾莎的家中与其一家人会面。她对房屋改造计划提出了一系列建议，比如移除地毯、在走廊和浴室加装扶手、将浴缸更换为步入式淋浴等。

第二项工作涉及临终规划。特蕾莎表示，当她弥留时，希望家人能够在身边，而医疗支持则局限于急症处理、疼痛控制和焦虑纾解。她签署了拒绝心肺复苏的同意书，并希望能够平静地走向生命的尽头。平台向她进行了一系列的询问和情景模拟，以更好地满足她和家人的愿望。

如此，数字照护激活平台为这家人提供了多方面的帮助：

避免特蕾莎进入养老院、帮助她控制慢性病、预防跌倒，以及对人生的变故进行准备。数字照护激活平台为由特蕾莎的家庭团队、向导和临床团队组成的治疗联盟提供了有效支持（见图5-2）。

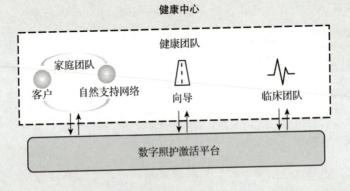

图5-2　由数字照护激活平台支持的治疗联盟

88岁的**查理（Charlie）**饱受髋关节疼痛的困扰。他罹患前列腺癌Ⅳ期合并转移，以及凝血疾病，需要每天服用抗凝药物。

他的临床医生建议他进行注射消炎治疗，以缓解髋关节疼痛。数字照护激活平台将这个建议传达给了临床团队中的骨科医生、肿瘤科医生和心脏病医生，并为查理进行了影像学扫描。结果显示他的髋关节处未见肿瘤病灶。远程就诊中，健康团队向查理展示了检查结果，并以查理暂停使用抗凝药物为前提，签署了注射治疗协议。

接受治疗后，查理的症状立即得到了缓解，他日常的锻炼也得以恢复。作为一位运动爱好者，查理甚至计划参加他喜欢的夏季老年运动会。

以上都是数字照护激活平台通过临床团队内的全面信息共享而达成的。各科专家迅速沟通，决定了注射治疗前的用药调整。

里克（Rick）已经 58 岁，是一位工作忙碌的行政主管。他深受多种健康问题的困扰，包括高血压、高血脂、轻微的充血性心力衰竭、肥胖和骨关节炎。数字照护激活平台将健康团队提出的多种治疗方案进行整合，统一了其中相互矛盾的医疗建议，如每日的推荐饮水量。他和他的女儿共同制订了一份照护计划，平台也另外安排了专家来解决计划中的矛盾点。这样，里克和他的女儿就不用再纠结"最佳方案"了。

5.5 未来的医疗卫生服务系统

在第 2 章中，我们探讨了医疗卫生服务和生命科学产业发生的重大转变。面对如此多的变革，我们的专家团队花费了许多精力去设想医疗卫生服务产业未来 20 年的发展。虽然我们对医疗卫生服务市场的走向已经有了深刻的了解，但以下设想仍是一种针对一般组织分类的、颇具未来主义气息的展望⊖。我们预期医疗卫生企业将在 10 个广泛的产业领域开展业务，而它们又可被归为三个截然不同，但又息息相关的类别：

- 基础设施建设：平台、数据和洞见。这是构成未来健康生态系统支柱的基础设施，使其能够生成有关互联互通、医疗卫生决策和治疗的洞见。数据和平台的建设将致力于支持消费者驱动的健康生态。

- 卫生健康服务：致力于关注整体健康、预防保健和健康状态管理。该服务通过虚拟和现场的方式实现临床医生、向导、照护机构和健康中心的互联互通，提供以消费者为中心的照护、整体健康、预防保健和健康状态管理服务。

- 照护服务的整体提升：有赖于开发者、供应链、支付方和监管机构的共同努力。

为了协调医疗卫生服务和生命科学产业，实现人性化医疗，我们需将以上三类业务进行整合，使其充分发挥作用。新的商业模式将不断涌现，这也是通向人性化医疗的必经之路。

⊖ 感谢尼尔·巴特拉（Neal Batra）、拉尔夫·犹大（Ralph Judah）和我们的团队帮助我进一步完善了"未来健康原型"（health of the future archetypes）的观点。

5.5.1 基础设施建设：平台、数据和洞见

1. 数字化健康激活平台

崭新的医疗生态系统将需要强大的基础设施和平台，赋权于客户，并使其能够实时参与医疗卫生服务。如前所述，平台和数据基建的构建者将开发及管理一个基于云的、不拘泥于具体地点的健康基础设施，实现消费者和健康利益相关者的互联互通，并规定平台组件的行业标准。健康中心提供的数字照护激活平台将消费者与他们的家庭团队、健康团队、当地医疗卫生服务机构、专科医疗卫生服务提供方和卓越专科中心互联，在消费者接受实体机构内的现场照护之前，优先为其提供数字互动，将虚拟照护的优势发挥到最大化。数字照护激活平台具备互操作性，可与集成的数据集互联，实现系统内全面的数据共享。

2. 数据管理员

数据收集组织将围绕个人、人群、机构和环境数据的采集和存储构建一个经济模型。该组织将促进数据的互操作性，并确保数据隐私和安全。数据管理员在其中担任关键角色，负责个体数据的追踪及整合，以便访问消费者的纵向健康记录。多源数据将被汇总到数据管理员处，并最终提供给搜索引擎。

3. 搜索引擎

一些组织可能会建立基于洞见和定义算法的商业模式，为未

来健康领域的可操作数据爆炸提供动力。这些组织将利用从个体层面到全球水平的数据集，借助机器学习、人工智能、自然语言处理和高级分析，开发分析工具，生成远超人类照护能力的数据洞见。

5.5.2 卫生健康服务：致力于关注整体健康、预防保健和健康状态管理

1. 健康中心团队

在数字照护激活平台基础设施的支持下，消费者可根据偏好和需求精心挑选临床医生。健康团队为消费者的整体健康和预防保健提供支持，在向导和技术的协助下，在家中监测急症和急症后期的居家照护。这种照护具有特殊的流动性。

2. 健康中心

这些实体中心能够接收社区内不同紧急程度的消费者，为其提供服务。中心的重点和优势在于"健康"，包括整体健康、预防保健和安全保障，旨在创建健康社区。更大型的中心将应对紧急级别更高的事态，如果事态超出了健康中心的处理范畴，客户将被转移到卓越专科中心。虽然健康中心是实体机构，但数字照护激活平台仍将保障数字渠道和实地照护之间的流动性。它促进了客户、家庭团队和健康团队的互联，这种纽带将协助引导健康的生活行为方式。

3. 卓越专科中心

虽然健康中心具备许多优势，但仍然存在超越其处理能力的严重疾病，这意味着我们依然需要专科照护、重症监护服务提供者和专业医疗设备，以便人们得到先进的医疗卫生服务。当数字照护激活平台和当地的健康中心所提供的居家照护和急症处理不足以应对当前事态时，卓越专科中心将提供必要的专科照护和干预。

5.5.3 照护服务的整体提升

1. 支付方

支付方对于人们的生活非常重要，他们管理着人们的健康支出。与目前的健康保险公司不同，这些机构将设立个性化的金融产品，为个体提供照护服务的经济支持。健康照护（包括整体健康、健康维护和预防保健）将是产品的基础覆盖内容，预期以月付的方式结算。机构将奖励健康管理水平良好的客户，并为慢性病和重症监护服务提供定制产品。他们还将通过合作和协调，以及大数据风险模型降低医疗成本，并与消费者共享自我管理的收益。

2. 科研人员

正如第 2 章中所阐述的一样，科研趋势正在面临重要的转型。为了实现医疗公平和民主的目标，这种转变将席卷全球，多样性将成为常态。科研中心将继续开展研究，并生成数据洞见以协助照护工作，特别是在个性化治疗、药物开发、健康指导和临床决策支持等方面。

3. 健康产品开发者

这些机构将开发及制造药物、设备和应用程序等健康产品，为消费者健康生态系统提供动力。在基于价值的协作环境下，他们的经济模型将与他们的健康解决方案保持一致。

4. 分销中介

分销中介即物流供应商，为医疗机构、企业和家庭服务的即时供应链。他们为设备和药品的采购提供便利，将产品送到消费者手中。

5. 监管机构

政府监管机构在鼓励创新的同时为消费者、公共健康和安全提供保障。他们将为医疗卫生服务需求制定标准，例如业务处理流程，以及数据在生态系统中共享时的隐私和安全。

当你阅读以上内容，了解这些未来医疗卫生服务系统中的新角色时，你可能会代入一些现阶段的医疗卫生相关组织。它们中的一些将被迫通过改革来跟进新形势，另外一些则将被远远甩下——全新的商务模式即将诞生。那么，谁来扮演这些新角色？这会是一个自然的转变过程吗？企业是否应该变成自身的竞争对手，蚕食自己的市场，或者身不由己地进行创新？又或者，医疗卫生服务领域将拥有自己全新的守卫者，初创公司或其他新入行者将在这里落地生根？

举例来说，现阶段的照护计划也许将转变为个人支付方、平台基础设施、数据管理员和搜索引擎构成的组合，从而满足客户的需求。制药业的未来发展战略可能在于如何将分销中介、个体融资、健康中心和平台基础设施结合起来。同理，批量采购组织可能希望承担分销中介、数字照护激活平台和支付方的角色。

市场正逐渐向人性化医疗偏移。目前的医疗卫生服务系统并非一无是处，专业的医疗卫生知识、大型机构的高效运营、目标消费者群体，以及与其他医疗卫生机构的现有合作关系都是它具备的内在优势。然而，正如过去所有行业都曾经历过的剧变一样，现任者必须转变为自我倾覆者。他们会对是否推动主流市场的变革犹豫不决，这是可以理解的；但如果行动足够迅速，考虑到他们在现有的生态系统中的主导地位，他们将占据领先位置。现任者的决策将决定在这场转型中，新入行者是成为他们的合作伙伴，还是彻底颠覆现有商业模式的竞争对手。

新入行者正在涌入医疗卫生服务产业，他们已经具备了消费者导向的意识，准备推进人性化医疗。他们正在果断、平稳、迅速地占据市场份额。新入行者明白，消费者需求将是他们成功挑战传统企业的关键。值得一提的是，医疗卫生相关的、以消费者为导向的技术公司正在快速挺进医疗卫生生态系统。它们具备多方面的优势，比如数字化、技术优势、雄厚的资金、消费者个人数据的访问权限，以及可靠的分析能力。这些科技巨头、初创公司和其他行业颠覆者在当前的医疗卫生领域几乎没有股权，所以他们有更强的动力推动变革以取得胜利。

为了对未来的人性化医疗做好准备，现任者必须根据他们目前掌控的领域进行战略决策，通过合作的方式吸引新晋掌权者，以及活跃的医疗卫生服务消费者。

5.6 与现有医疗卫生服务网络合作

在本章开头处，我们曾谈及"在火星上建立精准的人性化医疗卫生服务系统"，现在让我们想想如何把这个方案落实到我们生活的地球。短期达成这一目标——而不是等着未来 20 年的"火星建设"——的关键之处在于实现健康中心与现有的医疗卫生服务网络的互联互通。

现有的医疗卫生服务网络由支付方运营。他们与医疗卫生服务提供方签订不同价格、不同合作级别的合同。在按服务项目付费的环境下，医疗卫生服务网络历来围绕支付方运作。随着结构关系的变化，以及服务提供方与支付方更加深度的合作与风险共担，希望与服务提供方达成合作的潜在支付方可能会认为，他们应当以服务提供方为中心。一个围绕消费者及其自然支持网络构建的、真正以消费者为中心的健康中心，该如何与现有的、日臻成熟的医疗卫生服务体系相匹配呢？

这个问题尚无确切答案，因为这样的健康中心目前还不存在。退而求其次，让我们来看看目前过渡阶段的医疗卫生服务网络是什么样的。我和我的同事一直在与先进的支付方合作，对未来的"下一代网络"开展研究。这些支付方正在考虑向以消费者为中心的网络过渡，以创建一个更加以消费者为中心的生态系统，与医疗卫生服务提供方一起，共同为消费者提供无缝统一的就医体验。其中一些公司希望构建一个高度融合的服务网络，甚至很难将医疗卫生服务提供方和照护计划区分开来，寄希望于这样的结构能降低医疗总成本，并提升健康计划品牌在消费者眼中的形象，从而对其净推荐值[⊖]产生积极影响。

一个以消费者为中心的服务网络需要强大的互操作性和数据能力，以承载医疗卫生服务提供方网络和不断壮大的生态系统。它必须简明、自动化，去除繁杂的行政流程，从而减少非医疗活动（如索赔审核和医疗卫生服务利用管理审查）产生的摩擦。

与此同时，这种服务网络还在消费者和医疗卫生服务提供方之间建立了信任，充当数据管理员和搜索引擎，进行数据的收集和管理，以洞察消费者需求。它与服务提供方共享这些洞见，以便协助他们开展服务，特别是超出疾病照护本身的部分，如处理

⊖ 净推荐值（net promoter score）是一个计量某客户向他人推荐某公司产品或服务的意愿的指数，并被用来衡量客户满意度和对品牌的忠诚度。

健康相关的社会经济驱动因素，从而确保预防医学活动和疾病筛查的开展，并修正照护服务的不公平（如缩小慢性病管理的差距）。医疗卫生信息在医疗卫生服务提供方之间，以及医疗卫生服务提供方、消费者、照护计划之间无障碍流通，消费者可以通过多种方式轻松地获取医疗卫生服务和相关数据。医疗卫生服务提供方能够更好地预测消费者的照护需求，并对个体有更深入的了解，从而提供优质的照护服务。

下一步消费者能够依照自己的偏好构建高度个性化的嵌套网络，并在医疗卫生服务需求变化时进行有针对性的定制。起初，消费者可选择以数字、虚拟或现场的形式造访各个卫生健康领域的提供方，包括整体健康（健身课程和营养计划）、预防保健（在家中进行的筛查和虚拟健康诊疗）、急症就诊，以及利用通过数字照护激活平台互联的、数字形式的慢性病照护管理。这种嵌套网络可在广泛多样的整体网络规划基础之上，构建个性化的消费者网络。传统和非传统的医疗卫生服务提供方可以通过不同的支付模式成为嵌套网络的一部分，这取决于他们提供的服务类型。随着需求的变化，消费者也会做出调整——如有需要卓越专科中心介入的情况出现，他们可能会从高度集中的当地医疗卫生服务网络转移到更上游的网络。

以消费者为中心的网络的另一个核心价值是，无论消费者身处何处，无论当地医疗卫生服务提供方的能力如何，都能确保高质量的照护服务。这就需要数字技术来实现可扩展的高效医疗路径和临床医生间的会诊，从而使全科医生能够在同行的远程支持下提供专业的照护服务。消费者也可以选择前往卓越专科中心，而无须承担沉重的经济和家庭负担。定点照护的定义得到了扩展，以便满足消费者的需求，服务提供方也无须受到僵化的报销规则的限制，这使得数字化和虚拟渠道协作能够有效地为消费者带来专业的医疗卫生服务，即便是对相关知识匮乏的消费者亦然。

照护管理和照护协调是消费者健康状况优化的重要组成部分，这些工作协助消费者依从照护计划，采取健康的生活方式，并以合理的价格获得更便捷的医疗卫生服务。传统意义上，医疗卫生服务提供方是消费者最主要的支持方，但由于缺乏对多来源支付方的管理和引导，支付方需要自行承担这些工作。自然，支付方拥有足够的资源和技术优势来完成这些工作，但他们往往对消费者的医疗卫生需求不具备敏锐的嗅觉，只有当诸如索赔事件发生时才能间接对其了解，不具备医疗卫生服务提供方所拥有的一线优势。未来，支付方可能会采取回聘策略，或者通过基于价值的合作关系，与医疗卫生服务提供方共享他们的照护管理和照护协调团队。

如果以上愿景能够实现，未来的医疗卫生服务网络将能够与健康中心及数字照护激活平台有机结合。以下，我们分享一则医疗卫生服务网络的应用实例。

肯德拉的个性化医疗卫生服务网络体验

肯德拉（Kendra）已经 60 岁，是路易斯安那州的一名农村妇女。她的丈夫科里同时也是她的雇主，是一名小型企业的老板。他们的女儿萨曼莎已经成年，她更喜欢别人叫她萨姆。肯德拉除血脂偏高外，健康状况良好，她每周做两次瑜伽，喜欢通过冥想来缓解心理压力。

肯德拉是她自身健康网络的舵手，长期以来她都通过数字照护激活平台与健康团队保持互联。在肯德拉的纵向健康旅程中，该平台为她提供了一致的体验，无论是虚拟场景还是现场实地的方式，并在需要时实现信息共享。此外，科里和萨姆都是肯德拉在网络内的指派人，他们和肯德拉本人都在平台上表达了自己对预防保健和整体健康的见解，这令肯德拉感到欣慰。

平台展示了肯德拉的个性化健康生态系统。该系统整合了她的医疗记录，包括医疗支出、索赔和财务信息，以及与健康、遗传相关的社会经济驱动因素。依靠强大的分析能力和人工智能，这些可操作数据将生成智能建议，进一步为肯德拉提供帮助。

当她加入这个计划的时候，肯德拉选择了一个具备较高关注度的提供方网络以满足她的需求。她通过互动游戏化流程挑选了一位健康生态系统的向导、一位当地的女性卫生健康服务提供者、物流链、社区药房，以及一位和她同为犬类爱好者的虚拟营养师。由于这个计划同样看重整体健康状况的优化，她还挑选了一位健身教练和一位她喜爱的冥想导师。

肯德拉的个人记录和网络互联消弭了昔日巨大的医疗卫生差距。她的照护计划与生命计划相辅相成，以便充分满足她的预防保健及慢病管理的需求。该系统简化了日程安排，并为所有健康相关的日程设置了日历提醒，它甚至还可以自动预约实验室检查和放射性检查。

最令肯德拉满意的一点是，虽然她居住在乡村地区，但她仍然能够获得与大城市医疗卫生水平相一致的服务。通过向导和系统的帮助，她的医疗卫生服务网络不仅改善了她的健康，还改变了她的生活。她喜欢数据互操作性带来的无缝体验，她的医疗卫生服务提供方可以从她的个人记录中察觉到她未曾重视的洞见。与此同时，系统还关注她的个人生活，比如，当飓风来临时，向导会和肯德拉取得联系，确保她做好了应对准备。

照护需求的转变

通过主动筛查，肯德拉获知她出现了一些当地无法解决的健康状况。虽然肯德拉和科里对当地的网络和数字医疗卫生服务提供方很满意，但他们还是决定与照护向导见面，商讨其他选择。向导建议肯德拉前往卓越专科中心，在那里她的情况可以得到迅速有效的解决。向导帮助肯德拉从本地嵌套网络转诊到上游的卓越专科中心整体网络，该网络拥有基于价值照护的医疗卫生服务提供方。向导还负责管理转诊的物流后勤，以及其他可能对肯德拉和科里造成阻碍的社会经济因素。凭借及时的筛查，以及向导和临床团队采取的迅速行动，她的健康状况得以及早被发现，迅速得到处理，从而有效改善了她的预后。即便将额外的交通费用计算在内，她的医疗总支出也明显降低了。

　　该网络的参与者表达了极高的满意度，他们很高兴成为由高效、可互操作的数字系统所支持的人性化照护网络的一部分。

　　人性化医疗正在悄然到来。它将提高医疗卫生服务产业的满意度和质量，保证行业的可持续发展。本章描绘了一个成熟的人性化医疗生态系统。下一章，我们要确保它能够实现，并加快它的实现速度。

第 6 章

人性化医疗为何能脱颖而出

6.1　人性化医疗有何不同

人性化医疗和现有的医疗模式的不同之处在于，它能够：

- 激活消费者以推动大部分基础医疗卫生服务的开展，因为消费者通过人工智能和高级分析技术、在向导的支持下已充分获得了相关信息。

- 对于慢性病防控，优先从全面健康、健康公平和疾病预防等整体的角度出发。

- 激活治疗联盟（由临床团队、向导和家庭团队组成）。

- 将所有的利益相关方召集到同一数字照护激活平台上来，形成统一的健康体验，作为照护服务的核心，并依靠智能系统实现数据和知识共享，以及适时的信息提示，从而建立流畅的沟通。

- 使用人工智能机器人，根据个人遗传学、家族史、个人状态和其他健康驱动因素等个性化特征，简化就诊流程，例如基于偏好的自动日程安排。

- 像其他面向消费者的行业一样，将消费者服务和财务费用挂钩。

- 重组照护团队，尽量消除烦冗的行政负担，使得临床医生可以在执业时有最大限度的自由，与消费者建立更好的医患关系，并从更优质的人性化医疗中获益。

- 通过联合家庭、朋友与志愿者组成的"照护服务供给大军"来降低成本，因为当前这一群体每年提供了约价值4000亿美元的免费服务。

- 将多个独立分散的照护计划整合成一个客户和医疗卫生服务提供方都能理解的"全生命周期计划"。

- 依靠先进的基于有效数据的软件平台、高情商的指导者和其他专业人士的帮助，促进消费者自主决策和维护自身权益。

如果像第5章中所做的那样，把上述这些特点综合起来，我们就能创建一个焕然一新的医疗卫生服务系统。在这个系统中，消费者掌握着自己的身体。而且，得益于数字技术的帮助，临床团队内部联系更为紧密，使消费者得以更轻松地获取医疗卫生服务。临床团队的成员包括一名健康管理者，承担着类似教练的职责，负责给出可寻求资源方面的建议。此外还有一个软件平台，可以帮助消费者提高健康水平。

并不是只有医疗保健专家才能够管理自己的健康。我们可以将健康信息推送给消费者，给他们提供良好的选择；消费者得到了足够的信息可以自行决定，就不再依赖医生告诉他们该做什么。数字照护激活平台、人工智能、高级分析系统和照护管理者可能会建议引入一名医生作为咨询顾问。

这是治疗联盟与第2章中描述的"以患者为中心的医疗之家"之间的主要区别。在前一种方式下，占主导地位，主动理解并安排自己的照护过程。在健康管理者和医生制订、提出并执行照护计划的时候，他们也与其合作，积极地参与其中。借助来自人工智能和高级分析系统的支持，治疗联盟的范围将进一步扩大。而在"以患者为中心的医疗之家"模式下，临床医生仍然占主导地位，患者的地位相对被动。

在2020年之前，建立治疗联盟仍是一种看似激进的方式。但是当新冠疫情暴发后，有许多消费者对前往诊所感到不安（还记得第4章中描述的恐慌的消费者吗）。他们将接受以自我为中心的医疗系统，数字技术的发展使他们能够在不离开家或办公室的情况下获得更多的照护。这种恐慌情绪，加之新冠疫情导致的医疗机构负担加重，将催生以数字技术为支撑的治疗联盟。在新冠疫情之前，我们的团队预计需要20年才能完全实现人性化医疗。现在，我希望这场疫情能够加速人们对数字医疗和虚拟医疗的接受，从而能够显著加快人性化医疗的进程。

将来，我们可能不会将保险用于一般的初级保健服务。就像我们的房屋一样，保险不包括下水道堵塞的费用——这是一个基本的维修问题。保险是针对诸如火灾、大洪水或房屋倒塌之类的灾难的保险。相反，我们将为不可预见的事件（例如中风、心脏病发作、大手术和重伤）投保。

在本书的大部分内容里，我描述了美国医疗卫生服务的现状，并将其与人性化医疗的愿景进行了对比。这一愿景似乎是该行业现有趋势的巅峰，但它与当前的做法和改革截然不同，因为它让消费者成为医疗保健的驱动力，而不是当今以医生为中心的医疗体系；也不是许多人所描述的以消费者为中心的模式，这种模式描绘了被临床医生包围的被动的消费者个人角色。

怀疑论者可能会说："为什么我们现在需要人性化的医疗卫生服务？""是的，我们目前的医疗卫生服务系统是不可持续的，但为什么不让目前的改善和改革措施发挥作用呢？基于这些改进，在几年之后我们可以推动以消费者为中心的照护服务模式。"

特别是，我们可以让"以患者为中心的医疗之家"承担大部分的初级保健工作。一旦这一点确定下来，我们就可以开展下一步，推动真正由治疗联盟支持的、由消费者激活并驱动的照护服务。

我喜欢"以患者为中心的医疗之家"的概念，它最初是为治疗慢性病而提出的。"以患者为中心的医疗之家"为照护团队和患者提供家庭基地及资源，从而提升照护计划的依从性。从统计上来看，这一概念取得了较好的效果，并且意味着患者不必成为医疗专家即可参与到自己的健康管理中来——他们可以接收到简洁有效的推送信息。"以患者为中心的医疗之家"的目标,不是让患者维持健康,而是教育患者如何防止慢性病恶化。这一概念现在被应用于初级保健领域,但目前对维持健康和消费者自我驱动能力的关注仍较少。

那么,为什么不将"以患者为中心的医疗之家"应用到医疗卫生领域,为未来的人性化医疗奠定基础呢?因为医疗体制改革的时机难能可贵,支付方和医疗卫生系统正在技术、合作伙伴关系和组织机构方面进行重大投资。他们需要来自消费者的意见,以提供真正以消费者为中心的照护服务。这就是为什么我们在第4章中一直强调要像其他服务行业一样激活消费者,使他们充分管理自己的健康,并利用他们从临床团队获得的建议和支持。想要真正从数十年的监管和技术创新中获益,我们现在就必须开始鼓励消费者对自己的健康负责。

另外,在饱受新冠疫情折磨的背景下,临床团队必须进行颠覆性改变。随着大量患者涌入,临床医生不得不最大限度地发挥自己的能力,提升急诊救护能力以弥补供需缺口。这一转变愈加推动临床团队结构朝向治疗联盟(包括消费者、照护管理者和临床医生)转型。

6.2　技术无法拯救我们

如前所述,医疗卫生服务危机的主要原因是成本上升、信息共享不足和供需缺口扩大。美国人均寿命越来越长，老年人口更可能患有复杂或慢性病，如糖尿病、心脏病和肺部疾病。治疗手段在发展进步，但价格也越来越高。与此同时，医疗卫生服务的供给能力没有跟上。根据目前的医疗卫生服务模式，对医生的需求增长速度将持续快于服务供给的增长速度。预计到 2025 年，医生的缺口将达到 124000 人，其中初级保健医生所占比例最大，为 37%。职业倦怠加剧了医生和其他高技能专业人员的短缺，而随着新冠疫情的暴发，这种情况只会更加严重。

有技术人员表示，他们找到了答案：随着机器人、远程监控、数据分析和人工智能等技术的进步，我们将用机器取代目前人类的许多功能，承担基本的分析和体力劳动，减轻临床医生的负担，让他们专注于消费者的照护和医学技术。未来的智能手表将能够监测血糖水平或心率，并及时预警健康风险。机器人可以扫描医学文献，并在基于云的数据引擎、电子健康档案和远程提供的生命体征数据的帮助下，形成鉴别诊断和治疗计划，提供给医生和临床团队。这些技术突破可能首先出现在印度，因为那里的科技产业强大、隐私规则薄弱、人口密集，并且医生短缺的情况比美国严重得多。一旦这些技术得到完善，数字医疗的成果就将来到美国，为我们提供更好、更廉价、可持续的医疗卫生服务。

这一愿景令人兴奋，能够帮助我们实现人性化医疗的目标。埃里克·托普博士（Dr. Eric Topol）曾经撰写过一本相关主题的书籍《深度医疗：智能时代的医疗革命》⊖。但托普的书中提出了一个更为谨慎的论点，他引用了最近的研究，认为人工智能实际上并不像其宣传的那样有效。数字医学技术擅长模式识别，这确实是医学中至关重要的一部分。但这种技术在非定量判断方面做得却不怎么好，而非定量判断是临床医生和其他临床专业人员在诊疗过程中常用的方法。托普认为，人工智能和其他信息技术并不能取代医生，而是帮助医生，将他们从最简单的基础工作和重复的机械劳动中解放出来。没有了简单机械工作的负担，医生和其他临床专业人员就可以花更多的时间与患者交流、倾听和学习。

这意味着数字技术肯定会提高照护服务的质量并可能减少职业倦怠，但它不能从根本上解决医疗卫生资源的供需矛盾。我们仍然需要大量的劳动力。

6.3 真正的选择

我相信，我们在本书中提到的大部分愿景都能实现。未来的医疗卫生服务系统将与今天我们所看到的不同，在基础设施建设、卫生健康服务和照护服务的整体提升这三个领域将产生全新的服务模式。医生将成为专业性极高的资源，仅在需要咨询复杂

⊖ Eric Topol, *Deep Medicine*: *How Artificial Intelligence Can Make Healthcare Human Again* (New York: Basic Books, 2019).

照护时能够使用。重复性和行政性质的工作将由机器人来承担。数字健康平台上除了成本较低的专业人员以外，还有人工智能赋能的工具、机器人和高级分析技术；平台将通过虚拟健康技术处理常规的照护工作，推动消费者主动参与自己的医疗决策。以医生为中心的医疗卫生服务模式将成为历史。

然而，这些进步虽然能提高效率，但不能使医疗卫生服务发展可持续。医疗卫生资源短缺的压力太大了！如果消费者在应对供需不匹配方面的角色不发生重大变化，政府、雇主和其他支付方将继续进行供给层面的成本控制，进一步削弱医疗卫生服务系统的人性化水平。

以上提到的只是一种可能性。但是，如果我们现在就行动起来，将人性化医疗作为我们共同的目标，我们就可以更好地应对成本危机。我们可以建立治疗联盟，推进真正的消费者激活和驱动的照护服务。第3章中我们讲到人性化医疗的基础是建立治疗联盟，它是临床团队和医疗卫生服务消费者（由个人、家庭、朋友、志愿者组成的自然支持网络）之间的纽带；治疗联盟建立在相互关爱和信任的基础上，这也是健康优化的核心目标。这种理想关系需要长期维系和培养，并有可能实现——医患之间可以建立这种关系，我的医疗机构内部也可建立这种关系，因为这是我们文化的一部分。然而，为了扩大治疗联盟，我们必须采用数字照护激活平台。

治疗联盟有三个控制成本的关键特征，这正是目前医疗卫生服务系统中所缺少的。虽然当前和未来的医疗卫生服务系统都会有软件平台，但是未来的人性化医疗卫生服务体系将会应用所有新兴的技术。消费者有一位向导和一个重新组建的照护团队，并通过激活平台邀请他们的自然支持网络参与进来，从而实现自己的医疗卫生服务。

若具备这些特征，人们将完全可以拥有个性化的医疗卫生服务，而且当他们建立了自己的自然支持网络后，还将得到亲友的积极影响和支持，从而能够更了解自己的健康和整体状况。与临床医生相比，家人和朋友可以对消费者个体产生更大的影响。例如，虽然我的客户朱迪（Judy）是一名生物学和营养学的老师，但她一直在与体重进行斗争，当她发现自己出现了代谢紊乱相关症状时——高血糖和高血脂，体重增加，血压升高，她表现得十分惊恐。确诊后，她的丈夫山姆（Sam）陪着她再次就诊。我们讨论了他们一家的饮食习惯，包括美味的高碳水食物和每顿晚餐的甜点。当山姆得知代谢紊乱可能会对与他结婚 28 年的爱妻造成的影响后，山姆立即承诺要做出改变，同意加入朱迪的营养干预计划，开始健康饮食。当我再次见到他们时，朱迪已经安全地减掉了 15 磅（6.8 千克）。山姆说饮食调整后，他也感觉好多了。山姆所做的这一切，是我多年来一直想要表达的观点：他对朱迪的承诺和长久的陪伴比每天的甜点更重要。这只是一个故事，说明当人们所爱的人和朋友提醒他们保持健康的重要性时，人们会在健康、预防保健和坚持治疗计划方面做得更好。

　　还记得第3章中介绍的照护者大军吗？人们希望通过在急慢性健康问题上相互支持，在他们的医疗旅程中互相帮助。始终在身边的家人、朋友和志愿者们是患者改善健康的影响者。但显然，他们没有受过医学专业培训，因此无法取代医护人员，而有了正确的沟通媒介、工具，以及适时的信息和健康教育，外行人也可以承担大部分照护活动。想一想之前分享的我的儿子尼古拉斯的例子，我们建立了家庭治疗场所来满足他的紧急照护需求，因为他的照护过程都被记录下来，并且可通过"Fuse"这一数字照护激活平台储存，家人和朋友可以用手机来访问所需的信息，比如尼古拉斯的药物和治疗时间表。因此，家庭团队能够从容地帮我做很多事情。当众多客户实施新的居家治疗项目时，我们发现：亲属通常更愿意在家照顾他们的家人，只要他们能够得到支持、获得了所需的信息，并且临床医生可以远程访问和查看患者并解答相关的问题。远程监控会让每个人都感到安心。毕竟，人们留在医院的一个重要原因并不是他们时刻需要高度专业的照护服务，而是他们需要被持续关注以防出现任何问题。有了志愿者的参与，再加上实时的监测、高级分析和人工智能，人们可以安全地待在家里，避免长时间住院治疗和昂贵的住院费用，以及避免院内感染、用药差错和其他医源性风险。大多数人都愿意为熟人提供帮助，这种未得到充分利用的资源是使医疗卫生服务得以良好持续发展的关键因素。此外，虽然目前医疗卫生服务领域已有利用这种资源的情况，但缺乏依托于数字照护激活平台的安全性、可获得性、信息共享和可靠性。

随着自然支持网络提供信息的增多，团队成员将能够更有意义地影响他们所关爱的人。倘若人们能够好好地照顾自己，将大幅降低慢性病的发病率和医疗成本。科技不像健康饮食、锻炼和减轻压力那样，它本身并不能直接使人的健康受益。但通过让人们投资于自己的健康，我们将能够预防这些慢性病，防止因这些疾病消耗大量资源导致医疗行业崩溃或只能限量供给。

我们将保留人与人之间的"疗愈之触"，这是非常有用的。因为时间有限，临床医生和患者之间的真实接触越来越少。改变以医生为中心的医疗卫生服务模式，并不意味着彻底放弃"疗愈之触"而完全依赖于数字信息技术和云协议。恰恰相反，我想要在未来的医疗中增加"疗愈之触"，实现这一目标的唯一现实方法是基于数字照护激活平台的支持，将患者的自然支持网络纳入治疗联盟中。

以我的儿子尼古拉斯为例，数字照护激活平台将他从病房的牢笼里解放出来。在医院时，忙碌的工作人员并没有时间接触他，或者当他们接触他时，通常是急于获取生命体征信息：把温度计塞进他的嘴里，然后用血压袖带挤压他本就疼痛的手臂。后来，我们带他回了家，因为在家里，他的自然支持网络和邻居可以经常来看望他，像对待一位真实的少年那样对待他，而不是将他视作没有灵魂的患者。所以数字技术实际上增加了尼古拉斯的"疗愈之触"。

三年后的今天，因为有了更强大的平台，以及建立远程照护指挥中心的技术能力，还因为新冠疫情的影响，我们可以借助信息技术将临床团队与家庭团队重新连接起来，使人性化医疗走得更远。

6.4 消费者赋权

我们可以设想，除了当前的经济压力以外，市场因素也会促进治疗联盟的形成。在零售服务关系中，多数消费者已逐渐开始寻求主导地位。从智能手机到服装，人们都可以通过数字平台来定制交易。对于无法定制的产品和服务，人们还可以货比三家来选择更好的交易。与此同时，医疗卫生服务却仍处于 20 世纪的模式中，处于最脆弱境地的人们不得不接受被动的地位。过去，医疗卫生服务提供方在提供照护服务时，无须过多考虑消费者的便利性和个人偏好。这样的时代即将落幕。

人们已经开始对以消费者为中心的照护服务产生了需求。如果传统的医疗卫生服务提供方无法满足消费者的需求，那么消费者可能会转向其他能满足其需求的创新型医疗卫生服务提供方。CVS、沃尔玛和远程医疗所提供的照护服务质量可能不需要达到专业的资质水平，它只需要达到一个基础水平；一个讨巧的点是因为它满足了个体需求，能在消费者需要的时候随时随地为其提供方便的照护服务。

一旦这些创新型医疗卫生服务提供方推出了令人满意的产

品，许多传统医疗卫生服务系统的长期客户就会转而使用他们的产品。其他服务提供方也将不得不开发类似的产品，以免失去大部分业务。零售医疗卫生服务将加速市场向人性化医疗的方向转变。

我们在既往的经历中已经看到：本地小五金店输给了家得宝连锁和劳氏公司、夫妻小店被区域连锁店淘汰、传统商场不敌亚马逊——所有这些赢得了市场的商家都具备更便捷的服务和更低廉的成本。我们还需要更多证据来证明变革正在发生吗？只要看看资本的流向就知道了，大量资金正投向创新型医疗卫生服务提供方，尤其是那些将临床服务与技术相结合的机构。

6.5 人性化医疗是明智的选择

最终，我们将实现人性化医疗，因为这是最好的照护方式。从民主和教育到公民和人权，现代生活中大多数领域的变化趋势都是提升和赋予个人权力。治疗联盟将保持医疗卫生服务领域中的这一趋势。

我们在使用人工智能和其他数字技术时确实需要谨慎。电子病历系统将荧屏带入检查室，深深地影响了临床医生和消费者对技术的看法。正如我们从其他行业了解到的那样，技术不是万能药；我们必须努力改变消费者、支付方、服务提供方和监管机构的想法，以实现我们需要的福利。我们需要改革医学教育体制和临床医生的聘用标准，不能仅关注人员的智商，还需要关注其情商，将数字技术应用于医疗机构线上及线下领域，从根本上改变医疗卫生服务体系的盈利模式。

当我们幡然醒悟，并在新冠疫情暴发的当下继续前进时，我们必须基于数字健康领域的成果，持续向全面平衡的医疗卫生服务体系迈进；这需要长久的努力，而不是一劳永逸的。人性化医疗可能不是必然的发展方向——我们可能因为供需不平衡的矛盾而陷入不断压缩成本的恶性循环，正如一些反乌托邦所描述的那样。所以，我们需要创新和突破，在人性化医疗愿景的指引下，做好长期变革的准备。

第 7 章

人性化医疗的通俗化阐述

我是一位"总结主义者"，而我的家人和朋友们常常深受其害。"总结主义"是指我为解释个人观点而创造出的单词、短语和格言，通常表达了一些额外的情感、爱意和激情。各位读者在生活中可能也遇见过像我这样的人。本书向读者介绍了许多全新的概念，其中一些颇具总结主义气息。而在本章（总结章）中，我想要对这些总结主义的概念进行再次汇总。

健康（healthfulness）是个体为优化健康状况所进行的综合生活行为方式，无论个体是否遭受慢性病和（或）复杂疾病的影响。我们将健康定义为人类五大公平中的"健康"衍生出的个体幸福状态，包括：生理健康，精神 – 心理，人际关系和精神联系，社会经济，目标[○]。

○ 在第 2 章"整体性和包容性"一节中介绍了人类五大公平。

我认为，健康体现了个体生活的流动，而非平衡。我们开创了一个名为"多维成功"的项目，在该项目中，人们通过行为来制订他们的战略性生命计划。许多反馈表明，该计划启动后，人们感到自己正在产生影响并取得成功，因为他们协调了职业和个人生活目标，同时保持身心健康。我很高兴听到这些反馈，回忆一下，在第5章"团队协作模式"介绍中，我引用了其他领域的案例进行介绍，因为当时还没有了解它在医疗卫生服务方面能够给人们带来什么变化。

作为一名商业顾问，我们刷新了健康的定义。该定义可以为医疗卫生服务机构带来灵感，使其领导层得以重新考虑机构在人性化医疗中产生的人文影响，展示与他们的愿景和使命相一致的价值观和行为。这对商业成功非常关键，可提升员工敬业度和客户忠诚度，从而带来可持续的盈利能力。为满足服务需求，该定义可进一步细化。

接下来，我们定义了人类行为者（human actors），以及人性化医疗中的团队。我提出了自然支持网络的概念，即由个体的家庭、朋友和志愿者组成的治疗联盟。自然支持网络代表了一支由服务志愿者组成的高机动性大军，他们为照顾亲人提供医疗卫生服务，并为此节省了超过4000亿美元的劳务性支出；这也是本书的一项核心前提。

在本书中，我建议扩展医疗卫生服务消费者定义的外延，不仅仅是单个的个体，还包括他们的自然支持网络。扩展定义的理由是，对许多人来说，健康是一个影响家庭的共同体状态。当个体健康状况变差时，其他社会角色，如朋友、邻居和志愿者会施以援手，给予重要支持。自然支持网络也已经成为一个吸引潜在客户的重要渠道，因为他们通过与亲人的互动已经了解和体验了这个组织的服务。

医疗卫生服务消费者及其自然支持网络共同组成的家庭团队，还可以扩展到更加广泛的场景，如系统可向自然支持网络开放数字照护激活平台不同级别的访问权限，以实现个人健康档案的共享；或者针对配偶和家庭首席医疗官，满足"三明治一代"照顾年迈父母和未成年子女的健康需求。

第 3 章和第 5 章描述了如何依靠协调的团队为消费者提供支持。业务方面，与消费者互动的关键行为者承担了在整个健康生态系统中指导客户的工作，以便满足消费者的临床、金融、社会经济及其他需求。向导是经过培训的新型专业人员，为消费者在医疗卫生服务系统中导航，解决各种问题，包括影响健康的社会经济障碍。向导不是临床医生或相关领域的专家，而是帮助人们解决优化健康状态过程中所遇到的阻碍的全面型人才。向导致力于与消费者形成代表或伙伴关系，可以与消费者及其自然支持网络互动。

临床服务提供者包括医生、护士、专科医生、治疗师（物理、职业、按摩、呼吸等）、照护经理人、照护协调员和健康助理。在第 5 章中，我们将这些相关人员统称为临床团队。而家庭团队、向导和临床团队又组合为健康团队。健康团队是健康中心的基石。

在对组织化团队进行通俗阐述后，我们可以提炼出人性化医疗的基础，即创建治疗联盟。治疗联盟是健康团队在对照护的共识基础上形成的纽带，其终极核心目标在于优化健康状态和达成信任，是一种发展的、长期培养的关系。有关治疗联盟的诸多益处，我们分享了一些研究，它们表明临床服务提供方拥有同情心和同理心，能够协助提高医疗卫生收益，降低成本，并使人性化医疗可以惠泽每一个人——消费者、自然支持网络，以及同样重要的临床服务提供方。

最后，照护计划是卫生健康和社会服务领域中的一个常见概念。对于医疗卫生服务而言，它通常包括个体的诊断、治疗目标和具体的医疗行为，如按需进行的监测和治疗。通过医疗卫生机构外的移动设备与所有利益相关者，尤其是个体及其自然支持网络沟通照护方案，历来都面临挑战。当照护计划调整时，这一挑战会被放大；由于治疗或其他医疗卫生行为面临改变或升级，照护计划本身需要具备较高的灵活性。生命计划是另外一个新概念。例如，通过"多维成功"项目，个体可以创建他们的战略性生命计划，为此，我们综合了不同医疗卫生专家的各种照护计划，并将其融入个体的生命计划中，从而创建一个整合的计划。这是一种使个体的健康计划及关注点与其生活目标得以保持一致的好方法。

希望以上总结可以帮助读者理解本书的内容，我们期待与读者进行更多的交流，共同向人性化医疗迈进。